Dr. Angela Fetzner

Ständig müde und erschöpft - Neue Kraft schöpfen aus den Quellen der Natur

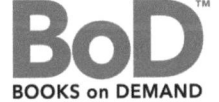

BOOKS on DEMAND

Qualität & Kompetenz
im Zeichen des Mörsers
von Ihrer Apothekerin

Dr. Angela Fetzner

Ständig müde und erschöpft - Neue Kraft schöpfen aus den Quellen der Natur

Von
Dr. Angela Fetzner

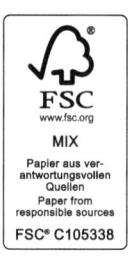

Bibliografische Information
der Deutschen Nationalbibliothek
Die Deutsche Nationalbibliothek verzeichnet
diese Publikation in der Deutschen National-
bibliografie; detaillierte bibliografische Daten
sind im Internet über http://dnb.dnb.de abrufbar.

Herstellung und Verlag: BoD
                               Books on Demand,
                               Norderstedt
Umschlaggestaltung: Michael Raab
Foto: © Glovatskiy
                               shutterstock.com
Buchsatz: Michael Raab
Gesetzt in: Palatino   11pt
                               Calibri   11pt

ISBN 9783744867955

Inhaltsverzeichnis

„Wenn man die Ruhe nicht in sich selbst findet, ist es vergeblich, sie anderswo zu suchen."

(François VI. Duc de La Rochefoucauld, 1613-1680)

Vorwort

Sie fühlen sich ständig müde, erschöpft oder gar ausgebrannt? Sie sind schlapp und wenig leistungsfähig? Dafür können viele Ursachen infrage kommen. Probleme im Privatleben, mangelnde Anerkennung, v. a. aber Stress im Berufsleben, sind häufige Auslöser für die scheinbar unerklärliche Müdigkeit. Man muss sich jedoch keineswegs mit diesem Zustand der bleiernen Müdigkeit abfinden. Denn es gibt zahlreiche natürliche Methoden - wie homöopathische Mittel, Schüßler-Salze und pflanzliche Stärkungsmittel – mittels derer Sie wieder neue Kraft, Schwung und Antrieb in Ihr Leben bringen.

So möge dieses Buch Ihr persönlicher Wegweiser zu mehr Vitalität, Kraft und Lebensfreude sein.

Die Autorin berät und informiert als promovierte Apothekerin seit zwei Jahrzehnten zahlreiche Kunden. Ihr Anliegen ist es, in diesem Ratgeber über verschiedene Wege aus dem Zustand der chronischen Erschöpfung zu informieren.

Als unabhängige Autorin und Apothekerin fühlt sich die Verfasserin dieses Buchs nur der Gesundheit und dem Wohl der Menschen verpflichtet.

Herzlichst Ihre Apothekerin Dr. Angela Fetzner

Prolog

Ständige Müdigkeit und Erschöpfung – Zeichen und Phänomen unserer Zeit. Doch was steckt hinter dieser unerklärlichen Müdigkeit? Insbesondere ständig wachsende Anforderungen im Berufsleben, verbunden mit einem hohen Anspruch an die eigene Leistung, können mit der Zeit zu Erschöpfung und psychischer Überlastung führen. Als Folge sind die Betroffenen erschöpft, ständig müde, gereizt, lustlos und schlecht gelaunt.

Wir müssen im Beruf mehr denn je täglich vollen Einsatz bringen, dazu kommen Mobbing, Versagens- und Existenzängste. Und nicht nur andere, auch wir selbst setzen uns permanent unter Druck. Stress und Hektik bestimmen unseren Alltag, wie der Hamster drehen wir im berüchtigten Laufrad. Auch die Hausfrau arbeitet ständig unter Hochdruck, nicht selten unter der Doppelbelastung von Beruf und Familie, geregelter Urlaub und Auszeiten sind für diese dagegen Fremdworte. Und selbst in der Freizeit muss man heutzutage seinen vielfältigen Verpflichtungen nachkommen, das Vereinsleben und die Geselligkeit rufen, so dass Körper und Seele einfach nicht zur Ruhe kommen können. Nun ist es prinzipiell ja auch schön, gefragt und scheinbar unersetzlich zu sein, das Leben auf der Überholspur fordert jedoch auf lange Sicht seinen Tribut. Wir werden müde und nervös, schlafen schlecht, sind gereizt.

Anstatt diese ersten Krankheitszeichen ernst zu nehmen, doktern wir jedoch nur an den Symptomen herum: Schließlich gibt es für und gegen alles entsprechende Pillen und Arzneien. Sitzende Lebensweise und mangelnde Bewegung, insbesondere auch Mangel an Bewegung an der frischen Luft, tun ihr Übriges und leisten der schleichenden Erschöpfung des Körpers weiteren Vorschub. Eine ganz wesentliche Rolle bei der Entstehung von chronischer Müdigkeit spielt natürlich auch die Ernährung. Statt gesunder, natürlicher Lebensmittel konsumieren wir industriell vorgefertigte Nahrung, schnell und bequem muss es schließlich in unserer hektischen Zeit zugehen. Wer nimmt sich heutzutage noch die Zeit, sein Essen liebevoll und überlegt zuzubereiten? Ungesunde Nahrung trägt aber weiterhin zum Erschöpfungsprozess unseres Körpers bei.

Weiter erlauben ständige Erreichbarkeit, permanent auf uns einströmende Informations- und Reizflut kein Abschalten von Geist und Körper. Inmitten von Multitasking gerät unser Leben aus dem Lot, jede Form von Beständigkeit und von einem kontinuierlichen Lebensrhythmus ist derweil abhandengekommen. Indes halten wir die eigenen Kräfte zunächst für unerschöpflich, langen Phasen der Anspannung stehen keine ausreichenden Ruhepausen mehr gegenüber. Wenn die Phasen der Anspannung jedoch über einen längeren Zeitraum überhand nehmen, entsteht irgendwann ein ungesundes Gleichgewicht, der Körper gerät aus der Balance.

Schon morgens nach dem Aufstehen fühlen wir uns wie gerädert und zerschlagen – obwohl wir eigentlich genug geschlafen haben. Tagsüber fallen einem dann vor lauter Müdigkeit fast die Augen zu und man kann seinen Alltag nicht mehr wie gewohnt meistern – das alles führt zu einer erheblichen Einschränkung der Lebensqualität. Zur Erschöpfung und Müdigkeit kommen noch Symptome wie Herz-Kreislauf-Erkrankungen, Kopf- und Rückenschmerzen, Magen-Darm-Beschwerden, Infektionskrankheiten und mangelnde Libido hinzu. Dazu gesellen sich Angstzustände, Gefühle der Überforderung, mangelnde Leistungsfähigkeit, labile Stimmung und Antriebslosigkeit. Bleierne Müdigkeit liegt den Betroffenen oft schon am Morgen in den Gliedern, sie sind nicht mehr belastbar – die Kraftreserven des Körpers sind erschöpft, der Akku gleichsam leer. Und die Erschöpfung verschwindet auch nicht nach einem langen Wochenende und selbst nicht nach einem erholsamen Urlaub. Stattdessen breiten sich häufig zusätzlich Gedächtnis- und Konzentrationsschwäche, Gereiztheit, schlechte Laune, Versagensängste, mangelndes Selbstwertgefühl und ein Gefühl der Leere und der Sinnlosigkeit aus. Diese frühen Warnsymptome werden indes oft überhört – oder aber geflissentlich verdrängt und ignoriert. Hört man jedoch nicht auf die Signale seines Körpers, kann es zum totalen Zusammenbruch kommen.

Am Ende dieses Teufelskreises stehen dann nicht selten Depressionen, Herzrasen, Angstzustände, Gefühle der Verzweiflung und der Hoffnungslosigkeit bis zu Suizidgedanken. In diesem Stadium ist freilich professionelle Hilfe notwendig.

Dabei liegt das Gute so greifbar nahe, das Einfache ist so hilfreich - wenn man der Erschöpfung nur rechtzeitig entgegen tritt.

Denn mit einfachen Maßnahmen ist es möglich, neue Kräfte zu tanken und die Lebensfreude wieder zu aktivieren. Stärkende Tonika, Homöopathika, Naturheilmittel und Schüßler-Salze aktivieren die körpereigenen Kräfte und bringen Vitalität und Wohlbefinden zurück. Weiter ist gesunde und unverfälschte Nahrung hier des Rätsels Lösung, sowie ein gesundes Stressmanagement und ein vernünftiges Maß an Bewegung.

Es sind viele praktische Tipps - hinter denen ein ganzheitlicher Ansatz steht – die den Körper, den Geist und die Psyche wieder auf Vordermann bringen und neue Kräfte spenden. Gesundheit kann hierbei nur im Gleichgewicht und im Einklang mit der Natur erreicht werden. Leben wir also wieder bewusst und gemäß der Natur- Ihr Körper und Ihre Seele werden es Ihnen mit Gesundheit, Wohlbefinden und Vitalität danken.

In diesem Sinne mögen Ihnen die Anregungen in diesem Buch zu einem gesunden und vitalen Leben gereichen!

Ihre Apothekerin Dr. Angela Fetzner

Krankheit als Chance

Krankheit ist fast schon die logische und zwangs-
läufige Folge einer lang andauernden Kette von
ungesunder Ernährung, zu viel Stress, Bewe-
gungsmangel und fehlender Entspannung. Denn
Gebrechen aller Art befallen uns nicht urplötzlich
aus heiterem Himmel und gehören nicht automatisch zum Lebenslauf wie Geburt und Tod, sondern diese sind nur der Endpunkt eines jahrelang
anhaltenden Prozesses einer falschen Lebensweise. Zunächst befinden wir uns in einem schleichenden Vorstadium der allgemeinen Disharmo-
nie, das sich über Jahre hinziehen kann und mit
unklaren Beschwerden wie Müdigkeit und Konzentrationsschwäche einhergeht. Erkennen wir
die Warnfunktion solcher Symptome nicht und
strafen diese mit Missachtung, so münden diese
Beschwerden irgendwann in ernsten Krankheiten. Die Leiden von heute sind also stets auch die
Überschreitung der Naturgesetze von gestern.
Und Krankheiten stellen immer auch leidvolle
Versuche unseres Körpers dar, mit schwierigen
Situationen fertig zu werden und uns zur Umkehr
zu rufen.

Werden wir aber krank, reagieren wir zunächst hilflos und mit Ablehnung. Krankheit passt nicht in die heutige moderne Zeit, in der nur Jugend, Schönheit und Leistung zählen und als erstrebenswert gelten. Wer krank ist, gerät schnell aufs Abstellgleis und fühlt sich oft genug selbst noch schuldig und als Versager im Spiel des Lebens. Statt in uns zu horchen, verleugnen wir die Krankheit, überdecken und maskieren diese mit einem Sammelsurium an Medikamenten und überspielen sie mit noch mehr Aktivitäten. Dies ist jedoch völlig falsch und stellt keine angemessene Reaktion auf eine nicht sinnlos ins Leben getretene Erkrankung dar. Denn wird eine Krankheit nur unterdrückt, bricht sie bald schon wieder hervor, meist noch schwerer als zuvor. Was dann noch von uns übrig bleibt, ist nur noch ein Schatten von uns selbst und ein trauriger Abklatsch dessen, was wir einmal waren und sein könnten. Wenn die Krankheit uns also geißelt und plagt, sollten wir diese keineswegs abweisen, sondern diese wie einen willkommenen Gast zu Tisch bitten und hören, was sie uns zu sagen hat.

Mögen wir die Krankheit als einen Lehrmeister ansehen, der uns unser Leben Revue passieren lässt.

So können wir die Bedeutung und den Sinn der Leiden erkennen, und verstehen, dass es auch heilsam und „gesund" sein kann, zu erkranken - auch wenn dies zunächst ein Widerspruch zu sein scheint. Denn erst durch Krankheit lernt man den Wert von Gesundheit zu schätzen und erwirbt ein Gefühl für dieses höchste Gut. Krankheiten wollen uns nicht beugen und grämen, sondern unseren Geist heben und erweitern. Leiden bedeutet Läuterung und Umkehr. Der Leidensdruck, der durch vielfältige Beschwerden erzeugt wird, ist für jeden einzelnen unterschiedlich groß - erst wenn die Bahnen unseres bisherigen Lebens verlassen werden, hat die Krankheit ihren Sinn und ihr Ziel erreicht. Krankheit muss keineswegs ein Endpunkt sein - sie sollte jedoch stets ein Wendepunkt in unserem Leben sein. Krankheit ist gleichzeitig auch immer der Beginn der Heilung, und birgt die große Chance, neu zu beginnen.

Dieser Aufbruch und Neubeginn kann mitunter schmerzhaft sein, bedeutet Heilung doch stets auch einen Loslösungsprozess und eine Befreiung von alten Lastern. So müssen wir uns häuten wie eine Schlange - und die alte, verbrauchte Haut von gestern ohne Reue und ohne Trauern wie eine leere Hülle hinter uns lassen, um bereit zum Neubeginn zu sein.

Heilung ist möglich

Was ist Heilung? Am Anfang der Heilung müssen stets die Einsicht und der Wille stehen, alte Pfade zu verlassen und das bisherige Leben zu ändern. Schon Hippokrates formulierte in der fernen Antike eine Weisheit, die so aussagekräftig ist und mehr denn je Gültigkeit besitzt: „Wenn du nicht bereit bist, dein Leben zu ändern, kann dir nicht geholfen werden." Würde heutzutage ein Arzt seinen Patienten dieses Postulat unterbreiten - vermutlich wäre sein Wartezimmer leer wie ein verlassenes Haus und die Patienten würden schreiend Reißaus nehmen. Denn schon das Wort Patient, das aus dem Lateinischen stammt, und geduldig und erleidend bedeutet, drückt die Passivität eines Zustands aus, in die der Erkrankte geraten ist. Er erduldet die Krankheit mit stoischer Ruhe, und wartet auf baldige Besserung seines Zustands. Er tritt an den Arzt heran, mit der Absicht, diesem die Verantwortung zu übertragen und diesen „machen" zu lassen. Der Arzt, er wird es schon richten, und die Fehler und Sünden der Vergangenheit - die Ursache der Krankheit - ausbügeln.

Und der Arzt ist scheinbar willig, diesen Wunsch zu erfüllen, scheint dies doch zunächst die einfachste Möglichkeit und entspricht dem Wunsch des Patienten. Eilig zückt der Arzt den Rezeptblock und verschreibt Medikamente, die rasche Heilung versprechen. Jedoch ist der einfache, schnelle Weg noch nie der beste gewesen, und hat selten zum Ziel geführt.

Um zu den Sternen zu gelangen, muss der harte und steinige Weg erklommen werden. Und der liegt zunächst in der Selbsterkenntnis, dass man sein Schicksal selbst in die Hände nehmen muss. Der Arzt kennt uns nur flüchtig, unsere Vorgeschichte und unsere Lebensweise sind ihm kaum vertraut. Wir selbst aber wissen um unsere Vergangenheit - wer wir waren, wer wir sind und wer wir sein wollen. Mögen wir also den Arzt in uns selbst wecken! Unerkannte und unbändige Heilkräfte stecken in jedem von uns, wir müssen nur bereit sein, diese zu erkennen, und unseren Weg und die eingeschlagene Richtung ändern. Gewillt müssen wir sein, uns von alten Gewohnheiten, die auf uns lasten wie eine zweite Haut, oder wie ein Kostüm, das uns zu eng geworden ist, zu trennen. Wir müssen wieder vergegenwärtigen, dass wir uns selbst Aufgabe, Pflicht und Verantwortung sind. Uns und unseren Körper sollen wir pflegen und hegen wie eine zarte Pflanze, damit sie blüht und gedeiht und uns Freude bereitet - und nicht traurig und vergessen in einer dunklen Ecke ihr Dasein fristet und vor lauter Kummer die Blätter hängen lässt und unbemerkt verwelkt.

Ziel ist die Heilung auf allen Ebenen, Harmonie mit uns selbst, ein Zustand des körperlichen und seelischen Wohlbefindens. Gesundheit ist aber mehr als das Fehlen von Krankheit und Leiden, sondern auch das Vorhandensein von Lebensfreude, Energie und Ausgeglichenheit.

Gesundheit bedeutet Einklang und eins sein mit sich und der Welt - ein Leben in Balance und im Gleichgewicht, der Zeiger der Waagschale schlägt weder nach oben noch nach unten aus. Weder eine Unter- noch eine Überversorgung mit Nahrung liegt vor, weder ein zu viel noch ein zu wenig an Bewegung. Weder Stress und Hast, noch Langeweile und Monotonie. Weder Überforderung und Zuviel an Arbeit, jedoch ausreichend und sinnvolle Aufgaben. Weder innere Anspannung und Aggression, noch Gleichgültigkeit und Depression.

Ein Zustand der Freude und der Unbekümmertheit, der Schwerelosigkeit und des Freiseins von Ängsten und Kümmernissen - dies ist keine Utopie, sondern unser eigentlicher Idealzustand, in dem wir uns ständig befinden sollten. Heilung ist immer ganzheitlich und auf den gesamten Menschen gerichtet, Ziel ist eine Einheit von Körper, Geist und Seele. Nicht nur unser Körper, sondern auch unsere Seele und Geist schreien nach Heilung. unser Geist will gefordert und gefördert werden und nicht durch tägliches Schauen in die Mattscheibe und stundenlanges Surfen im Internet gelangweilt, abgestumpft und in einen Zustand der Passivität versetzt werden. Unsere Seele verlangt nach Frieden mit uns und unseren Mitmenschen. Konkurrenzkampf und Neid sind Gift für unser seelisches Wohlbefinden. Mögen wir den Durst von Körper, Geist und Seele stillen und diesen die geeignete Nahrung und die passenden Heilmittel reichen.

Eine Leichtigkeit ist der erstrebenswerte Zustand, der nicht nur erahnt wird, sondern unser ständiger Begleiter ist. Es gibt keinen Königsweg zur Heilung, die Wege sind verschieden und vielfältig, so wie jeder Mensch ein einzigartiges Individuum ist.

Der Weg besteht aber immer darin, unser Fehlverhalten zu erkennen und zu ändern. Selbsterkenntnis ist der erste Schritt zur Besserung. Wir müssen die Gleichgültigkeit gegenüber uns selbst und unserem Körper aufgeben, und die durch Messer und Gabel erfolgende Misshandlung unseres Körpers endlich ausschalten. Die Richtung, die uns die Natur vorgibt, ist die wahre, die naturgemäße Lebensweise. Je mehr wir uns von dieser authentischen und ursprünglichen Lebensweise entfernen, desto kränker werden wir - allen Errungenschaften der modernen Medizin zum Trotz. Zurück zur Natur heißt also die Devise und das Zauberwort, wir müssen nur unsere Chance ergreifen, die wir jeden Tag aufs Neue und immer wieder erhalten.

Hinweis

Bezüglich der im Folgenden gemachten Ausführungen darf der Leser darauf vertrauen, dass die Autorin große Sorgfalt darauf verwendet hat, dass die Angaben in diesem Buch dem neuesten Stand der Wissenschaft entsprechen. Die Erkenntnisse in der Medizin und Pharmazie sind jedoch niemals statisch, sondern unterliegen einem fortlaufenden Entwicklungsprozess. Alle Angaben können von daher immer nur dem aktuellen Wissensstand zum Zeitpunkt des Erscheinens des Buchs entsprechen.

Deshalb kann die Autorin für die gemachten Angaben und Empfehlungen keinerlei Verantwortung und Gewähr übernehmen. Die Durchführung der in diesem Buch empfohlenen Anwendungen erfolgt auf eigene Gefahr des Benutzers. Die Autorin übernimmt keine Haftung für Personen-, Sach- und Vermögensschäden aufgrund der Umsetzung der hier erteilten Ratschläge.

Schüßler-Salze bei Erschöpfung und Unruhe

Schüßler-Salze sind Mineralsalze in homöopathischer Dosierung. Die Therapie geht auf den homöopathischen Arzt Dr. med. Wilhelm Heinrich Schüßler (1821-1898) zurück. Schüßler ging davon aus, dass sämtliche Krankheiten durch Störungen des Mineralhaushalts in den Körperzellen entstünden und entsprechend durch die Gabe von homöopathischen Dosen der Mineralsalze geheilt werden könnten. Schüßler führte auch die sogenannte Antlitzdiagnose durch – wonach verschiedene fehlende Mineralstoffe an bestimmten Merkmalen im Gesicht erkennbar sind. Schüßler-Salze erfreuen sich immer größerer Beliebtheit, da sie wirksam, fast frei von Nebenwirkungen und zudem preiswert sind. Schüßler-Salze werden als potenzierte Mittel in Tablettenform angewendet, diese lässt man langsam im Mund zergehen. Je länger das Mineralsalz Kontakt mit der Mundhöhle hat, desto intensiver ist die Wirkung. Schüßler–Salze gibt es in verschiedenen Potenzen, wobei D 6 als die Regelpotenz gilt.

Es gibt ferner 12 Schüßler-Funktionsmittel und weitere 15 Ergänzungsmittel. Schüßler-Salze können direkt von den Zellen des Körpers aufgenommen werden, da sie nicht den Verdauungstrakt passieren müssen. So kann sich die Wirkung auf subtile, aber effektive Weise, in jeder Zelle entfalten. Was die Dosierung der Salze betrifft, gibt es unterschiedliche Meinungen. Manche Homöopathen empfehlen die hochdosierte Anwendung – gerade zu Beginn der Behandlung.

Ich empfehle allerdings eher die Standardempfehlung von 3 x tgl. 1 Tablette (Ausnahme: die Heißen 7). Die Schüßler-Tabletten können direkt eingenommen werden oder aber zuvor in heißem Wasser aufgelöst werden. In diesem Fall trinkt man das heiße Wasser mit den aufgelösten Tabletten schlückchenweise, vor dem Schlucken belässt man die Flüssigkeit noch für einige Zeit in der Mundhöhle. Löst man die Tabletten in Wasser auf, so verwende man nur einen Plastik- oder Holzlöffel, niemals einen Metalllöffel. Auch über die Anzahl der Schüßler-Salze, die man gleichzeitig einnehmen kann, herrscht Uneinigkeit. Manche Homöopathen empfehlen, nur ein Schüßler-Salz zu nehmen, manche sehen dagegen überhaupt kein Limit bei der Anwendung von Schüßler-Salzen.

Ich spreche die Empfehlung aus, nicht mehr als drei Schüßler-Salze gleichzeitig anzuwenden.

Um nun zu unserem Thema, Müdigkeit und Erschöpfung, zu kommen: Es gibt mehrere Schüßler-Salze, die bei Erschöpfung, chronischer Müdigkeit und Burnout angewendet werden können. Das wichtigste Salz gegen Erschöpfung ist Kalium phosphoricum (Schüßler-Salz Nr. 5), dieses ist unverzichtbar bei der Behandlung von Erschöpfungszuständen, insbesondere, da es bei allen Formen von Erschöpfungszuständen hilft.

Schüßlersalz Nr. 5: Kalium phosphoricum D 6

(Kaliumphosphat)

Kalium phosphoricum ist das wichtigste Mineral für Nerven, Psyche und Gehirn. Es wirkt gegen alle Formen der Erschöpfung, unabhängig davon, welche Ursache diese hat. Kalium phosphoricum versorgt alle Körperzellen mit Energie, indem es die Sauerstoffaufnahme der Zellen anregt. Auf diese Weise werden neue Kraftreserven aufgebaut, der Organismus wird wieder vital und munter. Kalium phosphoricum hilft bei starkem Stress und hoher Arbeitsbelastung. Erschöpfung, Nervosität, Schlafstörungen und Ermüdungserscheinungen werden gelindert oder beseitigt. Auch depressive Verstimmungen, Überreizung und Angst werden nachhaltig vermindert.

Schüßler-Salz Nr. 6: Kalium sulfuricum D 6

(Kaliumsulfat)

Kalium sulfuricum ist v. a. bei nervöser Erschöpfung angezeigt. Kalium sulfuricum fördert alle Entgiftungs- und Ausscheidungsvorgänge. Belastende Schlacken und Stoffwechselendprodukte, die den Körper schwächen und ermatten, werden durch dieses Schüßler-Salz ausgeschwemmt. Der Körper wird grundlegend entgiftet, auch unser wichtigstes Entgiftungsorgan, die Leber, wird gereinigt, wodurch sich deren Leistungsfähigkeit wieder verbessert. Meist liegt bei den Betroffenen neben der Erschöpfung auch eine traurig-ängstliche Stimmung vor, die Erschöpfungssymptome sind oft am Abend am schlimmsten. Sehr oft liegt bleierne Müdigkeit vor. Häufig haben die Betroffenen auch einen gelben Zungenbelag. Kalium phosphoricum aktiviert den müden und strapazierten Zellstoffwechsel und schenkt so wieder neue Kräfte.

Schüßler-Salz Nr. 7: Magnesium phosphoricum D 6

(Magnesiumphosphat)

Schüßler-Salz Nummer 7 hat sich besonders bei Erschöpfungszuständen mit Unruhe bewährt. Das sogenannte Salz der Lebensenergie stärkt die Nerven und entlastet den gesamten Stoffwechsel, so dass sich dieser wieder regenerieren kann. Unruhe, Abgespanntheit und Stresssymptome wie Herzklopfen und Schlafstörungen werden beseitigt. Bei Schlaflosigkeit empfehlen sich die sogenannten Heißen 7. Hierzu werden zehn Tabletten Magnesium phosphoricum in heißem Wasser aufgelöst und schluckweise getrunken. Es gibt auch noch weitere Schüßler-Salze, die bei Erschöpfung und Müdigkeit Einsatz finden.

Diese sind aber weniger umfassend in ihrem Anwendungsgebiet. So wird Schüßler-Salz Nummer 3 (Ferrum phosphoricum D 12, Eisenphosphat) hauptsächlich bei Erschöpfungszuständen eingesetzt, die auf ein geschwächtes Immunsystem (z. B. nach Fieber, Erkältungen oder Entzündungen) zurückzuführen sind. Eisenphosphat aktiviert die Blutbildung, indem die Anzahl der roten Blutkörperchen gesteigert wird. Schüßler-Salz Nummer 3 dient der Regeneration bei Schwäche, insbesondere auch in der Rekonvaleszenz. Auch Schüßler-Salz Nummer 2 (Calcium phosphoricum D 6, Calciumphosphat) wirkt als Stärkungsmittel, indem es den Blut- und Zellaufbau unterstützt.

Homöopathische Mittel bei Erschöpfung und Müdigkeit

Der Wunsch nach natürlichen und möglichst nebenwirkungsarmen Behandlungsmöglichkeiten führt immer mehr Menschen zur Homöopathie. Im Gegensatz zur Allopathie – wo meist die Symptome und selten die Ursachen behandelt werden – werden bei der Homöopathie die Selbstheilungskräfte des Körpers aktiviert. Weiter soll in der Homöopathie *„Ähnliches durch Ähnliches geheilt werden." (lat. „Similia similibus curentur")*. Das bedeutet, dass ein Reiz gesetzt wird, der ähnlich den zu behandelnden Beschwerden wirkt – auf diese Weise werden die Selbstheilungskräfte des Körpers in Gang gesetzt. Dies kann man so verstehen: Berührt man etwa Brennnesselblätter, so bilden sich schmerzhafte Blasen auf der Haut. Aus diesem Grund kann die Brennnessel (lat. Urtica urens) in der Homöopathie bspw. bei Verbrennungen und Sonnenbrand angewendet werden. Ein weiteres Beispiel ist die Küchenzwiebel (lat. Allium cepa). Jede Hausfrau weiß, dass Zwiebelschneiden kein leichtes Unterfangen ist – tränen doch dabei die Augen und fließt die Nase ohne Unterlass. Diese Tatsache hat sich die Homöopathie zunutze gemacht: Hier wird die Küchenzwiebel in potenzierter Form bei Fließschnupfen, verbunden mit tränenden Augen, angewendet.

Lassen Sie mich ein letztes Beispiel nennen: Wer coffeinhaltige Getränke (Kaffee, schwarzer Tee, Cappuccino usw.) als Schlummertrunk zu sich nimmt, braucht sich freilich nicht über Schlaflosigkeit, Unruhe oder gar Herzklopfen zu wundern. Nimmt man dagegen Coffea (Coffein) am Abend in homöopathischer Form zu sich, so wirkt dieses Mittel bestens bei Schlaflosigkeit, weiter bei unruhigem Schlaf und Aufgedrehtsein. Zu beachten ist, dass bei Anwendung der Hochpotenzen ab D 30, sowie der C-Potenzen und der LM- oder Q-Potenzen, aufgrund der stärkeren Wirkung ein kompetenter Heilpraktiker / homöopathisch arbeitender Arzt zu Rate gezogen werden sollte. Denn je höher die Potenz ist, umso stärker wirkt das Mittel, da die Energie potenziert wird.

Der Körper interagiert mit der auf ihn einwirkenden Energie, auf diese Weise wird die Heilung in Gang gesetzt. Eine Selbstbehandlung ist dagegen bei den Potenzen D 3 bis D 12 vorgesehen. Generell gilt für homöopathische Mittel, dass es am Anfang nach einigen Tagen zu einer sogenannten Erstverschlimmerung kommen kann, was aber als Zeichen dafür gewertet werden kann, dass das richtige homöopathische Mittel gewählt wurde. Die Erstverschlimmerung muss aber nicht immer auftreten, diese tritt vor allem bei langwierigen, chronischen Krankheiten auf. Weiter ist zu beachten, dass bei Anwendung von Homöopathika vom Arzt verordnete schulmedizinische Medikamente keinesfalls abgesetzt werden dürfen oder durch Homöopathika ersetzt werden dürfen.

Jedoch können fast alle Homöopathika mit schulmedizinischen Arzneimitteln kombiniert werden, Wechselwirkungen sind hierbei im Regelfall nicht zu befürchten – im Gegenteil, eine Kombination von schulmedizinischen Arzneimitteln und Homöopathika kann oftmals sehr sinnvoll sein.

Zeigt sich bei der Behandlung mit einem homöopathischen Mittel nach 14 Tagen keine Besserung, so ist auf ein anderes homöopathisches Mittel umzustellen. Die Behandlungsdauer erfolgt so lange, bis die Beschwerden verschwunden sind. Therapiert man über den Zeitpunkt der Heilung hinaus, kehren die Beschwerden oftmals wieder zurück. Homöopathika sollen stets unabhängig von einer Mahlzeit, also eine halbe Stunde vor dem Essen oder zwei Stunden nach dem Essen, eingenommen werden. Während der Anwendung von Homöopathika sollte auf pfefferminzhaltige bzw. mentholhaltige Zahnpasten verzichtet werden – es gibt spezielle mentholfreie Zahnpasta für homöopathische Zwecke, welcher hier der Verzug gegeben werden sollte. Auch sollte man bei der Einnahme von homöopathischen Mitteln vom Verzehr von Pfefferminzbonbons, Pfefferminztee, Lakritz und pfefferminzhaltigen Kaugummis absehen. Weiter sollte auf scharfe Gewürze, Knoblauch, Alkohol, Nikotin und Cola verzichtet werden. Ist dies nicht möglich, sollte zwischen der Anwendung von Homöopathika und dem Gebrauch der genannten Nahrungs- / Genussmittel ein großzügiger zeitlicher Abstand (ca. zwei Stunden) eingehalten werden.

Letztlich sollte man auch auf den Genuss von Kräuterlikören und –schnäpsen sowie von chininhaltigen Getränken (z. B. Schweppes) verzichten. Globuli oder Tabletten sollten niemals mit einem Metalllöffel (Wechselwirkungen sind möglich), sondern stets mit einem Plastik- oder Holzlöffel eingenommen werden. Globuli, Tabletten und Dilutionen sind stets an einem trockenen, kühlen Ort aufzubewahren – niemals jedoch im Kühlschrank oder in der Nähe von elektrischen Geräten. Globuli sollte man zur besseren Resorption im Mund zergehen lassen, das gleiche gilt für Tabletten. Tabletten kann man auch in die Wangentasche legen oder alternativ in warmem Wasser auflösen und dann in kleinen Schlucken trinken. Vor dem Schlucken sollte die Flüssigkeit eine Zeit lang im Mund belassen werden. Im Folgenden werden verschiedene Homöopathika zur Behandlung von Erschöpfung und chronischer Müdigkeit beschrieben. Die Behandlung erfolgt entsprechend den vorliegenden Symptomen.

Acidum phosphoricum

(Phosphorsäure)

Für wen geeignet: Für Menschen, die nach geistiger oder körperlicher Überforderung, nach Krankheiten oder seelischem Kummer ausgelaugt und erschöpft sind.

Symptome, die für die Einnahme von Acidum phosphoricum sprechen: Schwächezustände nach körperlicher oder geistiger Überanstrengung. Geistige Erschöpfung (Aufmerksamkeit, Konzentration und Gedächtnisleistung sind vermindert; hinzu kommt Vergesslichkeit).

Körperliche Erschöpfung (man gerät schnell ins Schwitzen, schon geringe körperliche Betätigung strengt an). Man fühlt sich müde, apathisch, ausgebrannt. Fühlt sich weiter ausgelaugt und matt. Nichts macht mehr Freude. Desinteresse, Gleichgültigkeit, Apathie. Großes Ruhe- und Schlafbedürfnis. Tagsüber Frösteln, nachts kommt es häufig zu Schweißausbrüchen.

Dosierung: Bei Acidum phosphoricum sind die üblichen Potenzen D 6, D 12, C 30 und C 200. Für die Selbstmedikation eignen sich v. a. die D 6- und die D 12-Potenzen. Bei Anwendung der D 6-Potenz können bis zu sechsmal täglich fünf Globuli eingenommen werden, bei der D 12-Potenz zweimal täglich fünf Globuli. Die Globuli können unter die Zunge eingenommen werden oder in (vorzugsweise) warmem Wasser aufgelöst. Höhere Potenzen (C-Potenzen) sollten nach Anweisung eines kompetenten Homöopathen erfolgen.

Helonias dioica

(Falsches Einkorn)

Für wen geeignet: v. a. für Frauen. Für Menschen, die überanstrengt und überfordert sind. Neigen zum Perfektionismus und stellen hohe Anforderungen an sich selbst.

Symptome, die für die Einnahme von Helonias dioca sprechen: Große Erschöpfung und Überlastung. Reizbarkeit, Hysterie. Ständige Schwäche und Müdigkeit. Schlaflosigkeit in der Nacht, am Tag schläfrig und müde. Können oft nicht abschalten.

Dosierung: Helonias dioica D 6 dreimal täglich fünf Globuli.

Gelsenium

(Gelber Jasmin, „Duft-Trichter")

Für wen geeignet: Für Menschen, die (v. a.) nach Infektionskrankheiten erschöpft und kraftlos sind

Symptome, die für die Einnahme von Gelsenium sprechen: Erschöpfung nach Infektionskrankheiten. Müde, schlapp, schwitzt rasch. Fühlt sich schwach (wie gelähmt). Gefühl der Zerschlagenheit nach Stress und vor wichtigen Terminen. Schwach, energielos, oft mit dem Gefühl der Benommenheit oder Schwindel. Erwartungsangst (z. B. vor Prüfungen, Flugangst). Oft nervöse Durchfälle und Kopfschmerzen. Schwindel, oft mit Sehstörungen oder Ohrensausen.

Dosierung: Dreimal täglich bis halbstündlich fünf Globuli der Potenz D 6.

Avena sativa

(Hafer, Echter Hafer, Süßer Hafer)

Für wen geeignet: v. a. für Personen, die unter nervöser Unruhe leiden, geeignet.

Symptome, die für eine Einnahme von Avena sativa sprechen: Nervosität, Abgespanntheit, Ein- und Durchschlafstörungen, depressive Verstimmungen, chronische Erschöpfung, Grübeleien, innere Unruhe, Anspannung.

Dosierung: vorzugsweise dreimal täglich fünf Globuli Avena sativa D 6, möglich sind aber auch Potenzen von D 4 bis D 12.

Magnesium fluoratum

(Magnesiumfluorid, Sellait)

Für wen geeignet: Bei schneller Ermüdbarkeit und geringer Belastbarkeit. Für Menschen, die sich nach Erkrankungen in der Rekonvaleszenz befinden. Bei Spätfolgen von Keimbesiedlung mit Viren und Bakterien. Bei chronischen Krankheiten. Bei Fettleber. Bei längerem Gebrauch von Analgetika (Schmerzmitteln). Magnesiumfluorid hebt Schäden von Giften auf, indem es zahlreiche Toxine aus dem Körper schwemmt und die Ausscheidung von Toxinen aktiviert. Gleichzeitig wird das Immunsystem gestärkt und die Leber entgiftet.

Symptome, die für eine Einnahme von Magnesium fluoratum sprechen: mangelnde Leistungsfähigkeit, Müdigkeit, Schwäche, mangelnde Belastbarkeit, Abgespanntheit, Appetitlosigkeit. Schweißausbrüche, Reizbarkeit, Nervosität, Angst, Aggressivität.

Dosierung: vorzugsweise dreimal täglich fünf Globuli Magnesium fluoratum D 6, möglich ist aber auch D 12.

Okoubaka

(Okoubaka)

Für wen geeignet: bei Müdigkeit, Erschöpfung und Abwehrschwäche, v. a. nach Behandlung mit Antibiotika, bei leichten Intoxikationen durch Lebensmittelzusatzstoffe und Umweltgifte. Nach Virus- und bakteriellen Infektionen.

Symptome, die für eine Einnahme von Okoubaka sprechen: Müdigkeit, v. a. nach dem Essen. Bei Immunschwäche. Gedächtnis- und Konzentrationsschwäche. Stark sinkende Leistungsfähigkeit, Arbeiten können kaum noch verrichtet werden. Obwohl nachts ausreichend geschlafen wird, kann man tagsüber oft kaum noch die Augen aufhalten. Abwehrschwäche. Lebensmittelunverträglichkeiten. Nervöse Durchfälle, Übelkeit, Erbrechen, Blähungen, Verstopfung.

Dosierung: Dreimal täglich fünf Globuli Okoubaka D 3, danach drei Wochen Pause, dann den Einnahmezyklus wiederholen.

Ignatia

(Ignatiusbohne)

Für wen geeignet: Für erschöpfte, sensible Menschen.

Symptome, die für eine Einnahme von Ignatia sprechen: Psychische, physische und geistige Erschöpfung. Nervöse Störungen und Verstimmungszustände. Psychisch belastende Situationen, die mit Grübeleien einhergehen. Kopfschmerzen. Schlaflosigkeit, Angst, Schwindel, Unruhe. Nervenschwäche. Erschöpfung in den Wechseljahren. Insbesondere Erschöpfung, die durch unterdrückte Wut, Kummer und Enttäuschungen auftritt.

Dosierung: Ignatia ist in Potenzen bis D 3 verschreibungspflichtig. Es empfiehlt sich, Ignatia in der Potenz D 6 einzunehmen, dreimal täglich fünf Globuli.

Haplopappus

(Happlopappus baylahuen, deutsch: Baillahuenkraut oder Baylahuenkraut)

Für wen geeignet: Müdigkeit und Erschöpfung, v. a. aufgrund von niedrigem Blutdruck, Wetterumschwung oder Kreislaufbeschwerden

Symptome, die für eine Einnahme von Happlopappus sprechen: Erschöpfung, Müdigkeit, Schwindel und Schwarzwerden vor den Augen (v. a. nach dem Aufstehen oder nach längerem Stehen). Niedriger Blutdruck und Kreislaufschwäche. Gestörtes Herz-Kreislauf-System mit Symptomen wie kalten Füßen und Gleichgewichtsstörungen. Kopfschmerzen und Kopfdruck. Schwäche. Blässe. Mangelnde Konzentrations- und Leistungsfähigkeit. Niedergeschlagenheit. Neigung zu Depressionen.

Dosierung: Vorzugsweise viermal täglich fünf Globuli in der Potenz D 6 in kurmäßiger Anwendung.

Zincum metallicum

(Metallisches Zink)

Für wen geeignet: Geistige und körperliche Erschöpfung.

Symptome, die für eine Behandlung mit Zincum metallicum sprechen: Nervöse Zustände, Angst. Muskelkrämpfe, Unruhe in den Beinen (Restless legs), Zittern und Kribbelgefühle in Armen und Beinen. Erschöpfung mit Verwirrtheitszuständen, Vergesslichkeit, Teilnahmslosigkeit. Kann nicht loslassen, von starken Emotionen geprägt. Abgespannt, abgeschlagen, unkonzentriert. Schlaflosigkeit, träumt unruhig. Schnell aggressiv und eifersüchtig. Konzentrations- und Gedächtnisschwäche.

Dosierung: Vorzugsweise viermal täglich fünf Globuli in der Potenz D 6 in kurmäßiger Anwendung.

Natürliche Arzneimittel gegen Erschöpfung und Leistungsabfall

Die im Folgenden genannten Mittel gegen Erschöpfung werden entweder direkt aus Pflanzen durch Extraktion (also durch Auszug der Wirkstoffe mittels Alkohol) gewonnen – oder aber sie sind natürliche Mittel pflanzlichen Ursprungs. Die in diesem Kapitel genannten Mittel wirken adaptogen (Ginseng, Taigawurzel, Rosenwurz) sowie roborierend und tonisierend (Ginseng, Taigawurzel, Rosenwurz, Lecithin, Glutaminsäure). Stärkende Tonika sind keine Wundermittel, zeigen aber bei regelmäßiger Anwendung eine ausgezeichnete Wirkung. Wichtig ist es, auf einen ausreichenden Wirkstoffgehalt der Tonika zu achten und auf Billigprodukte mit niedrigem Wirkstoffgehalt zu verzichten – da diese keinen entsprechenden Nutzen haben.

Adaptogene

sind pflanzliche Arzneimittel, die es dem Körper ermöglichen, sich besser an die gegebenen Umweltbedingungen anzupassen. Diese pflanzlichen Mittel helfen dem Körper also, sich an stressige und schwierige Situationen anzupassen sowie einen positiven Effekt bei stressinduzierten Krankheiten auszuüben. Das bekannteste Adaptogen ist die Ginsengwurzel.

Roborans

(von lateinisch roborare kräftigen, Plural: Roborantien) sind Präparate zur Stärkung und Kräftigung des Körpers.

Tonika

(griech tonikòs gespannt, Singular Tonikum) sind kräftigende Mittel, also Stärkungsmittel. Dem Wortlaut nach sind Tonika Mittel, die den Spannungsmangel und den Schwächezustand des Körpers mildern – also Mittel, welche die seelische und geistige Spannkraft erhöhen.

Ginsengwurzel

Die Ginsengwurzel ist das bekannteste und am besten untersuchte pflanzliche Mittel, das dem Körper wieder zu Kräften verhilft und diesen vor Stress abschirmt. Ginseng wird schon seit etwa 2000 Jahren in der traditionellen chinesischen Medizin genutzt, allerdings war damals die Anwendung aufgrund des hohen Preises der Ginsengwurzel nur den vornehmsten Leuten vorbehalten. Ginseng (lat. Panax ginseng) gehört zur Familie der Efeugewächse (lat. Araliaceae). Die Pflanze wächst hauptsächlich in den Gebirgs- und Waldregionen Nordkoreas, im nordöstlichen China sowie im südöstlichen Sibirien. Wild kommt Ginseng in seiner ostasiatischen Heimat kaum mehr vor. Er wird allerdings bereits seit ca. 800 Jahren kultiviert, wobei der Anbau sehr aufwendig ist, außerdem können die ersten Wurzeln erst nach vier bis sechs Jahren geerntet werden. Medizinisch werden die Wurzeln des Ginsengs verwendet, entsprechend der Weiterverarbeitung unterscheidet man weißen und roten Ginseng. Beim weißen Ginseng wird die Wurzel nach der Ernte geschält, gebleicht und getrocknet.

Den roten Ginseng erhält man, indem die Wurzel nach der Ernte mit Wasserdampf behandelt und anschließend getrocknet wird. Während der weiße Ginseng v. a. in Europa Anwendung findet, wird der rote Ginseng v. a. in der traditionellen asiatischen Medizin verwendet. Für die Qualität der Ginsengwurzel entscheidend ist der Gehalt an Ginsenosiden, das sind Saponine (Seifenstoffe).

Der Gehalt an Ginsenosiden wird u. a. durch das Alter der Pflanze und die Verarbeitung beeinflusst. Weitere Inhaltsstoffe der Ginsengwurzel sind Polyacetylene, Sesquiterpene und Peptidoglycane. Ginseng wird allgemein als Stärkungs- und Kräftigungsmittel angewendet, auch die Konzentrations- und Leistungsfähigkeit steigen. Ginseng wirkt ferner adaptogen (d. h. der Körper passt sich besser an die vorherrschenden Umweltbedingungen an und kann demnach auch besser mit Belastungen umgehen). Weiter wird die körpereigene Abwehr gestärkt und die Widerstandskraft gegen Stress nimmt zu. Grund hierfür ist eine verbesserte Energieverwertung in den Zellen sowie eine Zunahme der Gehirnaktivität. Deshalb wird Ginseng als Tonikum zur Stärkung und Kräftigung bei Müdigkeit und Schwächegefühl sowie bei nachlassender Leistungs- und Konzentrationsfähigkeit eingesetzt.

Außer der adaptogenen Wirkung zeigt Ginseng auch eine ausgeprägte Antiaging-Wirkung. Ferner wirkt Ginseng plättcheninhibitierend (auf diese Weise können Thrombosen verhindert werden), antioxiativ, tumorhemmend, zytoprotektiv (die Zellen werden geschützt), immunmodulierend und neuroprotektiv (Nervenzellen werden vor dem Absterben bewahrt).

Ginseng wirkt außerdem als natürliches und wirksames Potenzmittel, Nebenwirkungen treten nur selten und geringfügig auf.

Ginseng ist nicht nur als Arzneimittel, sondern auch als sogenanntes traditionelles Arzneimittel im Handel - hier muss keine Wirksamkeit und Unbedenklichkeit nachgewiesen werden, da die Anwendung aufgrund von langjähriger Erfahrung erfolgt.

Die Kommission E, die staatliche Bewertungskommission für Phytotherapeutika (pflanzliche Arzneimittel) in Deutschland, hat Ginseng sowie entsprechende Zubereitungen daraus positiv monographiert – d. h. es ist eindeutig eine Wirkung nachgewiesen, gleichzeitig treten nur geringfügige Nebenwirkungen auf. Wichtig bei der Einnahme von Ginsengpräparaten ist es, auf eine ausreichende Dosierung zu achten. Empfehlenswert ist die Einnahme von 1-2 g Ginsengwurzel oder von mindestens 10 mg (besser 25-30 mg) Ginsenosiden. Bei der Anwendung ist auch zu beachten, dass die Wirkung – wie bei vielen anderen Phytotherapeutika – erst nach einigen Wochen regelmäßiger Anwendung eintritt. Nach dreimonatiger Anwendungsdauer sollte man jedoch eine Pause einlegen.

Als Nebenwirkungen der Ginsengwurzel können bei längerer Anwendungsdauer Schlaflosigkeit, Hypertonie (Bluthochdruck) und Durchfall auftreten. Patienten, die gleichzeitig den Blutverdünner Phenprocoumon einnehmen, sollten von der Einnahme von Ginseng absehen, ebenso Patienten, die unter Bluthochdruck oder chronischem Durchfall leiden.

Sibirischer Ginseng (Taigawurzel)

Bei der Taigawurzel handelt es sich um die getrocknete Wurzel des Sibirischen Ginsengs (lat. Eleutherococcus senticosus; senticosus (lat.): borstig). Die robuste Pflanze - sie verträgt extreme Witterungsbedingungen und Temperaturen von weniger als -20 °C - wächst in Sibirien und in anderen Teilen Ostasiens. Die Taigawurzel gehört wie der Ginseng zur Familie der Efeugewächse (lat. Araliacae), sie wächst jedoch als mehrere Meter hoher Strauch (2-7 m hoch), während Ginseng nur gut einen halben Meter hoch wird. Die Einsatzgebiete von Ginseng und Taigawurzel sind fast identisch, wobei Eleutherococcus sich auch insbesondere in der Rekonvaleszenz als sehr wirksam erwiesen hat. Zusätzlich kommt der Taigawurzel auch eine ausgeprägtere Wirkung auf das Immunsystem zu - so wird die Taigawurzel auch zur Vorbeugung von Atemwegsinfekten und bei Influenza eingesetzt.

Die Hauptwirkungen der Taigawurzel sind also adaptogene, stimulierende und immunmodulierend Effekte – im Gegensatz zu Ginseng wirkt die Taigawurzel auch noch antiviral und antidiabetisch.

Als Roborans gegen Müdigkeit, Schwäche, Konzentrationsschwäche und Leistungsabfall steht die Taigawuzel dagegen dem Ginseng in nichts nach. So kräftigt und stärkt die Taigawurzel den Körper und den Geist und erhöht die Vitalität. Die Wurzel steigert die Resistenz (Widerstandskraft) gegen negative Auswirkungen von Stress und baut den Körper in Zeiten der Rekonvaleszenz wieder auf. Die geistige Konzentrations- und Merkfähigkeit wird erhöht, die Konstitution verbessert. Aus genannten Gründen wird die Taigawurzel schon seit Jahrtausenden in China mit großem Erfolg eingesetzt. In Russland wurden in den 1950er Jahren die Wirkungen der Taigawurzel in wissenschaftlichen Studien ausführlich untersucht – als Ergebnis wurde nochmals bestätigt, dass die Taigawurzel die Ausdauer, die Konzentrationsfähigkeit, die Anpassungsfähigkeit und die Leistungsfähigkeit erhöht. Aus diesem Grund wurde die Taigawurzel in Russland Sportlern zur Steigerung der Leistungsfähigkeit verabreicht.

Überdies wurde nach der Katastrophe von Tschernobyl den Bewohnern der Ukraine und in Russland Taigawurzel ausgehändigt, um die Strahlenschäden zu reduzieren. Inhaltsstoffe der Taigawurzel sind die sogenannten Eleutheroside, ein Stoffgemisch aus Lignanen, Phenylpropanen, Triterpensaponinen und Sterolen.

Als Tagesdosis empfiehlt sich zwei bis drei Gramm Wurzel. Vorzugsweise wird die Taigawurzel aber als Trockenextrakt in Form von Tabletten oder als alkoholischer Extrakt in Form von Tinkturen eingenommen. Die Taigawurzel sollte nicht länger als durchgehend drei Monate angewendet werden, danach sollte eine Pause von zwei bis drei Wochen eingelegt werden.

Mögliche Nebenwirkungen der Taigawurzel sind Schlafstörungen, ein schneller Puls, Kopfschmerzen und Magen-Darm-Beschwerden. Aufgrund der leicht antidiabetischen Wirkung der Taigawurzel kommt es zu Wechselwirkungen mit oralen Antidiabetika (Mittel gegen einen erhöhten Blutzuckerspiegel) und Insulin. Außerdem interagiert die Taigawurzel mit Antikoagulantien (blutverdünnenden Medikamenten). Bei bestehendem Bluthochdruck sollte die Taigawurzel nicht eingenommen werden.

Soja-Lecithin

Lecithin dient als Aufbaupräparat bei Erschöpfungszuständen und zur Stärkung der Nerven. Obwohl Lecithin vom menschlichen Körper selbst synthetisiert werden kann, reicht gerade in Zeiten von Stress und Erschöpfung die körpereigene Produktion von Lecithin nicht aus. Auch in einigen Nahrungsmitteln ist Lecithin vorhanden, bspw. in Walnüssen, Mais, Erbsen, Soja und Lupinen. Tierisches Lecithin kommt in Eigelb, Leber, Herz und Hirn vor. Zur Herstellung von lecithinhaltigen Arzneimitteln wird fast ausschließlich pflanzliches Lecithin verwendet, das in der Regel aus der Sojabohne gewonnen wird. Bei Lecithin handelt es sich um ein Phospholipid, das am Aufbau von Zellmembranen von Gehirn- und Nervenzellen beteiligt ist. Als Bestandteil von Zellmembranen sorgt es für die Weitergabe von Nervenimpulsen. Lecithin wird in den Nervenzellen vom Gehirn in Acetylcholin umgewandelt, dem wichtigsten Neurotransmitter des Nervensystems. Lecithin ist ferner Baustein der meisten Zellen und außerdem an zahlreichen lebenswichtigen Steuerungsvorgängen in Gehirn, Nerven und Organen beteiligt. Oft wird Lecithin mit B-Vitaminen kombiniert, v. a. mit Vitamin B 1 (Thiamin), Vitamin B 2 (Riboflavin), Vitamin B 6 (Pyridoxin) und Vitamin B 12 (Cobalamin) – dies ist sinnvoll, da auch B-Vitamine eine wichtige Rolle im Nervenstoffwechsel spielen. Lecithin wird nicht nur bei Erschöpfung und zur Stärkung der Nerven eingesetzt, sondern auch bei Konzentrationsschwäche, Vergesslichkeit, verminderter Leistungsfähigkeit sowie bei körperlicher und geistiger Schwäche.

Glutaminsäure

Die Aminosäure Glutaminsäure ist ein wichtiger Baustein und Neurotransmitter im Gehirnstoffwechsel. Als Botenstoff ist die Glutaminsäure für die Weiterleitung wichtiger Informationen von einer Gehirnzelle zur nächsten verantwortlich. Diese Funktion spielt bei Lern- und Denkvorgängen eine wichtige Rolle. Oral eingenommen, bewirkt Glutaminsäure eine Verbesserung der Konzentration und Gedächtnisleistung und führt zu mehr Ausgeglichenheit in Stresssituationen. Glutaminsäure ist ein beliebtes, nebenwirkungsarmes Mittel bei Erschöpfung, chronischer Müdigkeit und Konzentrationsschwäche. Weiter stärkt und kräftigt Glutaminsäure angegriffene Nerven.

Obwohl Glutaminsäure eine Aminosäure ist, die auch vom Körper produziert werden kann und somit nicht essenziell ist, wird gerade in stressigen Situationen nicht genügend Glutaminsäure produziert - Ein Mangel an Glutaminsäure kann indes zu Müdigkeit und Erschöpfung führen. Glutaminsäure wird übrigens aus Zuckerrüben gewonnen. Mögliche Nebenwirkungen bei Einnahme von Glutaminsäure sind Schlaflosigkeit und Übelkeit.

Nicht zu verwechseln ist Glutaminsäure mit Glutamat, dem Salz der Glutaminsäure, das als ungesunder Geschmacksverstärker bekannt und berüchtigt ist.

Rosenwurz

Die Rosenwurz (lateinisch: Rhodiola rosea) gehört zur Familie der Dickblattgewächse (lateinisch: Crassulaceae). Es handelt sich bei der Rosenwurz um eine ausdauernde, sukkulente (saftreiche) niedrige Pflanze mit einer Wuchshöhe meist zwischen 5 und 20 cm, selten bis zu 30 cm. Das Dickblattgewächs gedeiht auch an extremsten Standorten, zum Beispiel in kalten und kargen Regionen, es wächst weiter unter widrigsten Bedingungen in Felsspalten, auf Hochebenen, in Moorgebieten, im Gebirge und in arktischen Gebieten – das sind die extremsten Standorte überhaupt. Ebenso, wie die Pflanze demnach großen Stress verträgt, ist auch unser Körper nach Einnahme der Pflanze in der Lage, besser mit Stress und Belastungen umzugehen. Die Pflanze verträgt also nicht nur viel Stress, sondern sie hilft auch dagegen. Verbreitungsgebiete der Rosenwurz sind neben der Arktis weiterhin Gebirgsregionen von Eurasien und Nordamerika, hierbei ist die Pflanze in Höhen bis zu 2280 Metern anzutreffen.

Die Rosenwurz, die auch goldene Wurzel genannt wird, stärkt das Erinnerungsvermögen und die Leistungsfähigkeit – v. a. sorgt sie aber für Stressabbau und lindert Erschöpfung und Müdigkeit. Weitere Anwendungsgebiete sind eine Einschränkung der physischen oder mentalen Leistungsfähigkeit. Ferner zeigen sich positive Effekte bei Überarbeitung, Anspannung, Reizbarkeit, leichten Depressionen und Angstzuständen. Aber die robuste Pflanze kann noch mehr: Sie erhöht die Kraft und die Ausdauer, steigert die Fruchtbarkeit und in Studien wurde sogar eine lebensverlängernde Wirkung nachgewiesen.

Auch eine positive Wirkung auf das Immunsystem hat sich herausgestellt, insbesondere eine vorbeugende Wirkung gegen Erkältungen. Weiter wirkt die Rosenwurz leberprotektiv (leberschützend) und antioxidativ (fängt freie Radikale ab). Die Wirkung ergibt sich u. a. durch positive Einflussnahme auf den Serotonin- und den Dopaminspiegel, weiter kommt es zu einer verminderten Ausschüttung von Stresshormonen. Zusätzlich werden Signale in den Nervenzellen aktiviert.

Die adapotogene Wirkung der Rosenwurz wird schon seit langem in russischen, baltischen und skandinavischen Ländern genutzt, dort wird die Pflanze insbesondere bei geistiger Erschöpfung eingesetzt. Bei den Inhaltsstoffen der Rosenwurz handelt es sich um Phenylpropanderivate (Rosavin, Rosin, Rosarin), um Phenylethylderivate (Salidrosid, p-Tyrosol), um Flavonoide (Rodiolin, Rodionin, Rodiosin, Tricin), weiter um Monoterpene, Triterpene und Phenolsäuren. Die Wirkstoffe werden durch Extraktion aus dem Wurzelstock gewonnen. Die Extrakte werden normalerweise auf einen Gehalt von 3 % Rosavin und 0,8-1 % Salidrosid eingestellt. Somit werden Rosavine und Salidrosid als die für die Wirkung verantwortlichen Inhaltsstoffe angesehen. Zur Erzielung einer optimalen Wirkung ist eine regelmäßige Einnahme notwendig, auch sollte die Anwendungsdauer mindestens vier Monate betragen. 2-3 x tgl. sollte 200-600 mg Extrakt eingenommen werden, bevorzugt morgens – die Einnahme am späten Abend ist dagegen zu vermeiden, um Schlafstörungen zu umgehen.

Pflanzensäfte bei Erschöpfung und chronischer Müdigkeit

Schlehe

Die Schlehe (lat. Prunus spinosa) - auch Schwarzdorn, Heckendorn und Schlehdorn genannt – gehört zur Familie der Rosengewächse (lat. Rosaceae). Ursprünglich in Mitteleuropa beheimatet, hat sich die Schlehe dank ihrer Widerstandskraft weit verbreitet: Von Schweden bis zum Ural, in den gemäßigten Gebieten Vorderasiens und Nordafrikas, weiter bis nach Nordamerika ist der robuste Strauch mittlerweile zu finden. Die Schlehe blüht bereits früh im Jahr, schon im März und April steht der Strauch in voller Blüte – die süßen Blüten dienen Bienen, Käfern und Fliegen als willkommene Mahlzeit. Und so früh im Jahr die Blüten zur Pracht gelangen, so spät reifen die Früchte. So stellen die Schlehenfrüchte die letzten Früchte im Jahresverlauf dar – erst der Frost verleiht dem zusammenziehenden und leicht bitteren Geschmack der Schlehenfrüchte einen gewissen Hauch von Süße. So werden die Früchte erst nach dem ersten Frost schmackhaft und können dann geerntet werden. Die Früchte dienen weiter im ganzen Winter zahlreichen Vögeln und anderen Tieren als unentbehrliche Speisekammer und als notwendige Überlebensgarantie. Und so lebt die Schlehe mit der Kälte und sie benötigt auch die Kälte, um ihren vollen Geschmack entfalten zu können.

Um mit der Kälte leben zu können, braucht die Schlehe allerdings viel Kraft – und diese kraftvolle Pflanze sorgt auch für eine Stärkung beim Menschen. Sie vertreibt Erschöpfung, Schwäche und Müdigkeit, und stärkt und kräftigt den Körper und den Geist. Die Schlehe empfiehlt sich besonders in Zeiten der Rekonvaleszenz, sie liefert wichtige Energie für eine schnelle Genesung. Die Lebenskräfte werden gestärkt und ein übererregtes Nervenkostüm beruhigt. Die Schlehenfrüchte wärmen und umhüllen den ganzen Körper, weshalb sie sich auch gerade bei Schwäche und Erkältungsneigung im Winter als vorzügliche Medizin aus der Natur eignen. Schlehen schenken erschöpften Menschen Energie, Ruhe und Vitalität.

Auch zur äußerlichen Anwendung empfiehlt sich die Schlehe in Form von stärkenden und wärmenden Schlehenölen, die gerade im Winter hervorragende Kräfte spenden. Die dunkelblauen, herb-sauren Früchte, die nach dem ersten Frost reif sind, enthalten Gerb- und Bitterstoffe, Flavonoidglykoside, Cumarinderivate, Anthocyane (verleihen den Früchten die blaue Farbe), Säuren und Vitamin C. Die Schlehenfrüchte können zu Schlehenelixier oder Schlehensaft verarbeitet werden. Schlehensaft kann man ohne weiteres auch selbst herstellen.

Herstellung von Schlehensaft

- Schlehen waschen und in einen großen Topf geben. Mit so viel kochendem Wasser übergießen, bis alle Schlehen gut bedeckt sind.

- Den Ansatz 24 h zugedeckt stehen lassen. Dann die Flüssigkeit abgießen, wiederum zum Kochen bringen und erneut über die Schlehen gießen. Den Saft bis kurz vor dem Aufkochen erhitzen.

- Vorgang fünf bis sieben Mal wiederholen. Mit jedem Mal wird die Flüssigkeit dunkler, süßer und aromatischer.

- Nach dem letzten Erhitzen wird der Schlehensaft heiß in Flaschen gefüllt und sofort verschlossen.

- Zum Trinken kann der Saft wieder erwärmt werden und bei Bedarf gesüßt werden.

Birke

Die Birke (lat. Betula pendula) – auch Hängebirke, Maibaum, Sandbirke, Weißbirke, Raubirke genannt - gehört zur Familie der Birkengewächse (lat. Betulaceae). Die Birke ist in Mittel- und Nordeuropa heimisch, in Südeuropa nur im Gebirge. Die Birke ist ein Pionierbaum, d. h. sie besiedelt als einer der ersten Bäume kahle Flächen und neue Standorte. Der schnellwachsende Baum, der auch als Inbegriff der Jugend gilt, erreicht ein Alter von nur maximal 160 Jahren. Im germanischen Volksglauben spielt die Birke eine wichtige Rolle. Schon lange vor der Eiche und der Linde wurde die Birke als heiliger Baum verehrt. Aus dieser Zeit stammt auch der Brauch, einen Maibaum aus dem Wald zu holen und diesen auf dem Dorfplatz aufzustellen. Auf diese Weise wollte man den erwachenden Frühling und die Natur ins Dorf holen. Bis zum heutigen Tag wird die Tradition des Maibaums beibehalten. Die Birke steht als Inbegriff des Frühlings, des Neuanfangs und des wieder erwachenden Lebens. In diesem Sinne erweckt die Birke auch beim Menschen alle Lebensgeister – bleierne Müdigkeit wird aus den Gliedern vertrieben, der Organismus wird wieder belebt und empfängt neue Kräfte.

Gerade im Frühjahr und Herbst eignen sich Birkenblätter (als Tee, Saft oder Elixier) zur kurmäßigen Anwendung – der Körper wird gereinigt, entschlackt und entgiftet. Ablagerungen, Säuren und weitere Stoffe, die den Körper belasten und schwächen, werden ausgeschwemmt, die Nierentätigkeit wird angeregt. Allgemein steht die Birke für alle Durchfluss- und Erneuerungsprozesse. Durch die vitalisierende Wirkung der Birke wird Erschöpfung und Schwäche wirksam Paroli geboten. Auch äußerlich kann Birkenöl zur Entschlackung und Kräftigung des Körpers angewendet werden. Für die positiven Eigenschaften der Birkenblätter sind hauptsächlich Flavonoide verantwortlich, weiter auch ätherisches Öl, Saponine, Gerbstoffe, Bitterstoffe und Vitamin C. Die einfachste Anwendungsform ist aus Birkenblättern hergestellter Tee. Auch Birkenelixier (die jungen Birkenblätter werden hierbei schonend gekocht und mit Zucker haltbar gemacht) eignet sich zur kurmäßigen Anwendung.

Vitamine und Mineralstoffe zur Nervenstärkung und als Energielieferanten

Gerade in Phasen starker geistiger, psychischer und körperlicher Belastung steigt der Bedarf an bestimmten Vitaminen und Mineralstoffen an. Umgekehrt sind indes in Zeiten von Erschöpfung und Burnout nicht selten die Mineralstoff- und Vitaminspeicher im Körper erschöpft und müssen daher wieder neu aufgefüllt werden.

Das Dilemma dabei ist, dass in unserer hektischen Zeit zwar der Bedarf an Vitaminen und Mineralstoffen ansteigt, der Gehalt an diesen wichtigen Stoffen in unseren Nahrungsmitteln dagegen immer weiter abnimmt. Grund dafür ist zum einen die Auslaugung der Böden, die zu einem Mangel der Böden an Mineralstoffen führt – und so sind im Getreide dann auch kaum noch Mineralstoffe zu finden.

Zum anderen sind in chemisch behandeltem Designerobst nur noch spärlich Vitamine und Mineralstoffe zu finden – zumal wenn das Obst und Gemüse um die halbe Welt transportiert wird und dabei große Einbußen an Vitaminen und Mineralstoffen erfolgen. Durch Kochen sowie durch ungeeignete und zu lange Lagerung werden zudem gerade die empfindlichen Vitamine oft komplett zerstört. Hinzu kommt, dass die meisten Menschen sowieso nicht genügend Nahrungsmittel, die über ausreichend Vitamine und Mineralstoffe verfügen, essen – sondern eher zu Weißmehlprodukten, Fertiggerichten oder Süßigkeiten greifen. Deshalb ist es gerade in Zeiten von Erschöpfung und Schwäche wichtig, dem Körper neben geeigneter Nahrung noch zusätzlich wichtige Vitamine und Mineralstoffe zuzuführen.

Vitamin C

Vitamin C spielt nicht nur eine essentielle Rolle für unser Immunsystem, indem es wichtige Radikalfängereigenschaften aufweist und so als Antioxidans wirkt – nein, Vitamin C ist auch an der Synthese von Nervenbotenstoffen, den sogenannten Neurotransmittern, beteiligt. Wie mittlerweile bekannt ist, sind Neurotransmitter auch für unser Gemütsleben mitverantwortlich. Serotonin ist bspw. ein Neurotransmitter, der für innere Ausgeglichenheit sorgt – und für dessen Synthese wird u. a. Vitamin C benötigt. Hat der Körper einen Mangel an Serotonin, kann es zu Depressionen und erhöhter Stressanfälligkeit kommen. Umgekehrt besteht ein erhöhter Bedarf an Vitamin C in Zeiten von Erschöpfung und Stress. Vitamin C ist vor allem in frischem Obst und Gemüse enthalten. Spitzenreiter im Vitamin-C-Gehalt sind hierbei Grünkohl, Brokkoli, Rosenkohl, Paprika und Fenchel, weiter Hagebutten, Sanddorn, schwarze Johannisbeeren und natürlich Zitrusfrüchte.

Da Vitamin C empfindlich gegen Licht, Luft und Hitze ist, sollten Obst- und Gemüsesorten stets frisch gekauft und möglichst bald verzehrt werden. Vitamin C ist zudem ein wasserlösliches Vitamin, deshalb sollte z. B. Gemüse nur mit wenig Wasser und bei nicht zu hoher Temperatur gegart werden.

Da natürliches Vitamin C besser resorbiert wird als künstliches Vitamin C, empfiehlt es sich, bevorzugt natürliches Vitamin C zu sich zu nehmen. Wer aber nicht genügend Obst und Gemüse verzehrt, kann natürliches Vitamin C auch in Form von Tabletten oder als Elixier kaufen. Bspw. enthält Sanddorn-Elixier viel natürliches Vitamin C. Weiter ist die Acerola-Kirsche – einer der vitaminreichsten Früchte überhaupt – in Form von wohlschmeckenden Lutschtabletten oder auch in Pulverform erhältlich. Natürliches Vitamin C hat auch den Vorteil, dass in Pflanzenextrakten – z. B. in der Acerolakirsche - zusätzlich noch wertvolle Begleitstoffe wie Bioflavonoide und Pflanzenpigmente enthalten sind, welche die Wirkung des Vitamins C noch erhöhen.

B-Vitamine

Gerade die Vitamine aus der B-Gruppe sind für ein gesundes und starkes Nervensystem von essentieller Bedeutung. Eine Unterversorgung mit B-Vitaminen begünstigt Störungen im Nervenbotenstoffwechsel, die sich in Form von Depressionen, schlechter Regenerationsfähigkeit, Abgeschlagenheit und erhöhter Stressanfälligkeit äußern können. Wie Vitamin C zählen auch die B-Vitamine zu den wasserlöslichen Vitaminen, die im menschlichen Körper (mit Ausnahme von Vitamin B 12) nicht gespeichert werden können und daher regelmäßig über die Nahrung zugeführt werden müssen. Gerade in Zeiten von Erschöpfung und Überforderung kommt es wegen der unzureichenden Speichermöglichkeit im Körper häufig zur Mangelversorgung mit B-Vitaminen. Da sich alle acht B-Vitamine (der sogenannte Vitamin-B-Komplex) in ihrer Wirkung ergänzen und bei allen Stoffwechselprozessen zusammen wirken, sollten diese vorzugsweise in Kombination (als sogenannter Vitamin-B-Komplex) eingenommen werden.

Obwohl es sich bei den B-Vitaminen um völlig verschiedenartige Substanzen handelt, arbeiten diese dennoch als erfolgreiches Team zusammen und sind für den Stoffwechsel von nahezu jeder Körperzelle notwendig.

Zur Gruppe der B-Vitamine gehören:

Vitamin B 1 (Thiamin)
Vitamin B 2 (Riboflavin)
Vitamin B 3 (Niacin)
Vitamin B 5 (Pantothensäure)
Vitamin B 6 (Pyridoxin)
Vitamin B 7 (Biotin)
Vitamin B 9 (Folsäure)
Vitamin B 12 (Cobalamin)

Vitamin B 1

- Am Energiestoffwechsel beteiligt
- Sorgt für eine gesunde Funktion des Nervensystems
- Ist notwendig für eine gesunde Herzfunktion

Vitamin B 2

- Am Energiestoffwechsel beteiligt
- Unterstützt die Funktion des Nervensystems

Vitamin B 3

- Am Energiestoffwechsel beteiligt
- Unterstützt die Funktion des Nervensystems
- Sorgt für gesunde Haut und Schleimhäute

Vitamin B 5

- Am Energiestoffwechsel beteiligt
- Trägt zur geistigen Leistungsfähigkeit bei
- Vermindert Müdigkeit und Erschöpfung

Vitamin B 6

- An der Bildung der roten Blutkörperchen beteiligt
- Wichtig für den Eiweiß- und den Glykogenstoffwechsel
- Unterstützt die Funktion des Nervensystems

Vitamin B 7

- Wichtig für Haut, Haare und Fingernägel
- Am Fett- und Eiweißstoffwechsel beteiligt
- Wichtig für die korrekte Umsetzung der im Erbgut enthaltenen Informationen

Vitamin B 9

- Wichtig für die Blutbildung
- Bei der Zellteilung beteiligt
- Unterstützt das Immunsystem
- Wichtig für die Aufrechterhaltung eines normalen Homocysteinspiegels

Vitamin B 12 (Cobalamin)

- Am Energiestoffwechsel beteiligt
- Unterstützt die Bildung der roten Blutkörperchen
- Reduziert Müdigkeit und Erschöpfung
- Am Immunsystem beteiligt
- An der Zellteilung beteiligt
- Entgiftung

Es empfiehlt sich, alle acht B-Vitamine als Kombinationspräparat zu sich zu nehmen – auf jeden Fall sollten aber zumindest die Vitamine B 6, B 12 und Folsäure zusammen eingenommen werden. Diese drei für die Leistungsfähigkeit des Organismus wichtigen Vitamine arbeiten Hand in Hand, ein Mangel an einem dieser B-Vitamine führt automatisch zu einem Mangel am anderen B-Vitamin dieser Gruppe.

Vitamin B 6, B 12 und Folsäure sind allesamt an der Blutbildung beteiligt – kommt es durch einen Mangel an einem dieser Vitamine zu Blutarmut, sind Erschöpfung und chronische Müdigkeit vorprogrammiert. Ebenso arbeiten diese drei B-Vitamine am sogenannten C 1-Stoffwechsel mit, bei dem verschiedene Stoffwechselprodukte gebildet werden. Der C 1-Stoffwechsel ist wichtig für die Nervenfunktion und die Zellteilung, dieser Stoffwechsel steht also für Vitalität und Leistung. Vitamin B 12 ist in verschiedenen Formen erhältlich, Methylcobolamin ist die natürliche und am wirksamste Form.

Vitamin D

Lange Zeit wurde Vitamin D nur als Knochenvitamin gerühmt, in letzter Zeit weiß man aber auch um dessen entscheidende Rolle für Vitalität, Leistungsfähigkeit sowie für das Immunsystem (auch bzgl. der Vorbeugung von verschiedenen Krebsarten wie Darm- und Brustkrebs) Bescheid. So kann es bei einem Mangel von Vitamin D – und ein Mangel liegt bei einem Großteil der Bevölkerung vor – zu ausgeprägter Müdigkeit, Kraftlosigkeit, Schwung- und Antriebslosigkeit kommen. Substituiert man dagegen Vitamin D, kommt es oft schon nach kurzer Zeit zu mehr Vitalität, während die bleierne Müdigkeit nachlässt. Vitamin D nimmt unter den Vitaminen eine Sonderstellung ein. Denn genau genommen ist es gar kein Vitamin, da es – im Gegensatz zur Definition von Vitaminen – im Körper selbst produziert werden kann, und zwar aus Vitamin-D-Vorstufen. Bei ausreichender Sonneneinstrahlung (UV-B-Strahlung) kann Vitamin D aus den entsprechenden Vorstufen in der Haut gebildet werden. Gerade in den Wintermonaten reicht die Sonneneinstrahlung jedoch nicht für die Bildung von genügend Vitamin D aus.

Und selbst in den Sommermonaten ist die nötige UV-Strahlung oft nicht gewährleistet, da wir auch im Sommer einen Großteil unserer Zeit in geschlossenen Räumen verbringen – und gehen wir dann in die Sonne, schützen wir unsere Haut häufig durch Kleidung oder Sonnencreme vor der gefährlichen UV-Strahlung. Hinzu kommt noch, dass mit zunehmendem Alter die natürliche Vitamin-D-Synthese nachlässt. So kommt es, dass 80 % der Bevölkerung einen Vitamin-D-Mangel aufweist. Es ist zwar möglich, einen Teil des Vitamin-D-Bedarfs über die Nahrung zu decken, dieser Anteil spielt jedoch nur eine untergeordnete Rolle - zudem enthalten nur wenige Nahrungsmittel Vitamin D (z. B. fette Meeresfische wie Sardinen, weiter Avocados, Pilze und Eier). Aus diesem Grunde empfiehlt es sich, gerade in der lichtarmen Jahreszeit Vitamin D in Tablettenform zu substituieren. Es hat sich gezeigt, dass die tägliche Einnahme von Vitamin D der wöchentlichen Einnahme des Vitamins vorzuziehen ist.

Magnesium

Magnesium ist an sage und schreibe 300 verschiedenen Stoffwechselreaktionen beteiligt, die bekannteste Aufgabe von Magnesium ist die Aufrechterhaltung einer vitalen Muskelfunktion. Darüber hinaus spielt Magnesium aber auch eine wichtige Rolle für die Bewahrung eines gesunden Nervensystems – und kann auf diese Weise zur Beseitigung von Erschöpfung und Müdigkeit führen. Grund hierfür ist, dass Magnesium an der Regulation der Erregungsleitung in Nerven- und Muskelzellen beteiligt ist. Nur eine ausreichende Zufuhr von Magnesium kann eine störungsfreie Regulation der Erregungsleitung sicherstellen – liegt aber ein Mangel an Magnesium vor, kann dies zur Übererregbarkeit der Nervenzellen führen – was wiederum zu Nervosität, Schlafstörungen und Unruhe führen kann.

Aufgrund ungünstiger Ernährungsgewohnheiten, veränderter Anbau- und Düngungsmethoden (Stichwort Intensivlandwirtschaft) sowie Lebensmittelverarbeitungsprozessen ist eine ausreichende Versorgung unseres Körpers mit Magnesium vielfach nicht mehr gewährleistet. So führt zum einen die zunehmende Auslaugung der Böden zu einem Mangel an Mineralstoffen in der Nahrung, zum anderen sind Weißmehlprodukte arm an Mineralstoffen und Vitaminen. Magnesium ist zum größten Teil in der Keimschale des Getreides enthalten, welche bei der Produktion von Weißmehl entfernt wird.

Weiter wird ohnehin nur 35 bis 55 % des mit der Nahrung aufgenommenen Magnesiums vom Körper resorbiert, bei fettreicher Nahrung ist die Aufnahme von Magnesium noch weiter reduziert.

Ein Magnesiummangel kann auch durch mangelnde Resorption von Magnesium im Darm entstehen (z. B. bei Verdauungsproblemen oder Durchfall), bei entzündlichen Darmerkrankungen (z. B. Morbus Crohn oder Colitis ulzerosa) oder durch vermehrte Ausscheidung mit dem Urin oder Stuhl (z. B. bei Gabe von Entwässerungsmitteln oder von Abführmitteln). Eine gesteigerte Ausscheidung von Magnesium über den Urin wird auch bei erhöhtem Alkoholkonsum oder bei Vorliegen von Diabetes mellitus beobachtet.

Zudem benötigt der Körper gerade in Zeiten von Stress und hoher Leistungsfähigkeit mehr Magnesium – je mehr wir leisten müssen und je mehr wir unter Stress stehen, umso mehr Magnesium brauchen wir.

Nicht zu Unrecht wird Magnesium deshalb auch als das *„Salz der inneren Ruhe"* bezeichnet – das übererregte Nervensystem wird bei Gabe von ausreichend Magnesium beruhigt, die Stressanfälligkeit geht somit zurück.

Da aber gerade in Zeiten von Erschöpfung und Schwäche durch vermehrte Magnesiumausscheidung meist ein Magnesiummangel vorliegt, kann dies zu einem wahren Teufelskreis führen.

Zusätzlich beeinflusst Magnesium auch die Produktion von Stresshormonen – liegt ein Mangel an Magnesium vor, werden vermehrt Stresshormone produziert.

Eine ausreichende Zufuhr von Magnesium kann hauptsächlich durch den Verzehr von pflanzlicher Nahrung sowie von Vollkornprodukten sichergestellt werden. Pflanzliche Nahrungsmittel mit einem hohen Magnesiumgehalt sind bspw. Nüsse und Saaten, z. B. Mandeln, Sonnenblumenkerne und Kürbiskerne. Auch Sprossen verfügen über einen hohen Magnesiumgehalt, ferner Weizenkeime, Hirse, Haferflocken, Amaranth und Quinoa. Einen hohen Magnesiumgehalt besitzen auch Hülsenfrüchte, z. B. Sojabohnen und Kichererbsen. Über viel Magnesium verfügen weiter Meerrettich, Kartoffeln, Spinat, Himbeeren, Bananen und Ananas. Äpfel sind ebenfalls reich an Magnesium.

Ein vorliegender Magnesiummangel kann auch durch die Gabe von geeigneten Magnesiumpräparaten ausgeglichen werden. Wichtig ist, dass man beim Kauf eines Magnesiumpräparats darauf achtet, dass die Magnesiumverbindung als organisches Salz vorliegt, z. B. als Magnesium-citrat, -aspartat oder -orotat. Organische Magnesiumverbindungen werden im Vergleich zu anorganischen Magnesiumverbindungen vom Körper besser resorbiert, während anorganische Magnesiumverbindungen (z. B. Magnesiumoxid, Magnesiumcarbonat) schwer löslich sind und vom Körper schlecht aufgenommen werden.

Roborisierende Maßnahmen

Roborisierende Maßnahmen wie Wechselbäder und –duschen, weitere Wasseranwendungen, Bürstenmassagen und Saunieren werden zwar oft belächelt und nicht ernst genommen – diese roborisierenden Maßnahmen gehören aber zu den effektivsten Maßnahmen gegen Erschöpfung und Müdigkeit und spielen eine wichtige Rolle für die Wiedererlangung von körperlicher und seelischer Kraft.

Wechselbäder und -duschen

Wechselbäder und -duschen haben eine außerordentlich vorteilhafte Wirkung für die Gesundheit, gerade auch im Hinblick auf Erschöpfungszustände. Denn Wechselbäder stärken den Kreislauf, entgiften den Körper, beleben weiter den gesamten Organismus und spenden neue Energie. Beginnen Sie die Wechselduschen für bis zu drei Minuten mit sehr heißem Wasser, wechseln dann für bis zu einer Minute zu sehr kaltem Wasser und wiederholen Sie diesen Vorgang einige Male – bevor Sie die Prozedur schließlich mit kaltem Wasser beenden.

Durch die Wechselbäder wird der Körper mit frischem Blut und Sauerstoff versorgt, zusätzlich werden Ansammlungen von Giftstoffen und Krankheitserregern aus zuvor schlecht durchbluteten Regionen entfernt. Durch das abwechselnd kalte und warme Wasser wird der Körper abgehärtet und Müdigkeit aus den schlappen Gliedern vertrieben.

Auch in vielen Thermen gibt es Kalt-Warm-Becken. Hier verbleibt man bis zu fünf Minuten im warmen Wasser, anschließend wechselt man ins kalte Becken, wo man maximal eine Minute ausharrt. Die Prozedur wird immer mit einem kalten Bad beendet.

Ansteigende Fußbäder

Warme Fußbäder dienen der Aufwärmung des Körpers und wirken zusätzlich entspannend und stressmindernd. Dem Fußbad können natürlich durchblutungsfördernde, wärmende oder beruhigende Zusätze wie Fichtennadel-, Rosmarin- oder Lavendelöl zugesetzt werden, um die positive Wirkung des Fußbades zu verstärken. Zur Durchführung eines ansteigenden Fußbades werden beide Beine in etwa 35 °C warmes Wasser (in eine Fußwanne) getaucht und durch langsames Zulaufen von heißem Wasser (etwa 15 Minuten lang) auf 40-42 °C erwärmt.

Die Beine verweilen noch fünf weitere Minuten im warmen Wasser. Anschließend trocknet man die Beine gut ab und legt sich zur Entspannung ins Bett.

Wassertreten

Auch durch Wassertreten – hierbei wird durch kaltes Wasser gewatet - wird der Stoffwechsel aktiviert und der Kreislauf in Schwung gebracht. Hierzu füllt man die Badewanne bis eine Handbreit unter die Kniekehle mit kaltem Wasser. Anschließend schreitet man im Storchengang durch das Wasser, wobei das eine Bein aus dem Wasser gehoben wird und dabei die Fußspitze nach unten gezogen wird.

Wenn der Kältereiz zu stark wird, wird die Prozedur beendet. Bei allen Kaltwasseranwendungen muss der Körper warm sein. Gegebenenfalls muss der Körper zuvor durch Bewegung wie z. B. Gymnastik aufgewärmt werden. Genauso wichtig ist es, den Körper nach der Kaltwasseranwendung wieder ausreichend aufzuwärmen. Warme Socken und Bettruhe sorgen für ein angenehmes Wohlgefühl.

Auch in vielen Thermen gibt es Kneipptretbecken, wo man abwechselnd durch 35 °C warmes und durch 15 °C kaltes Wasser schreiten kann.

Ebenso gibt es in vielen Parkanlagen und Kurpärken Kneipptretbecken, wo Sie an der frischen Luft Wassertreten können. Wassertreten ist nicht für Personen geeignet, die an Nieren-, Blasen- oder anderen Unterleibsbeschwerden leiden.

Armbäder

Armbäder stärken die Abwehrkräfte, fördern die Blutzirkulation, regen den Stoffwechsel an und erfrischen auf schonende Weise bei Müdigkeit und Abgeschlagenheit. Auch hier sollten die Arme vor der Anwendung warm sein - Dann werden beide Arme 15 bis 30 Sekunden lang bis zum halben Oberarm in ca. 15 °C kaltes Wasser eingetaucht. Anschließend für Wiedererwärmung sorgen. Die Anwendung sollte idealerweise am späten Vormittag oder frühen Nachmittag durchgeführt werden. Personen, die an Herzbeschwerden leiden, sollten keine Armbäder vornehmen.

Bürstenmassagen

Eine klassische Anwendung zur Bekämpfung von Erschöpfungssymptomen und zur Steigerung des Wohlbefindens ist die Bürstenmassage. Regelmäßige Bürstenmassagen stärken die Abwehrfunktion des Körpers, steigern die Durchblutung, beleben den Organismus und verbessern die Hautstruktur. Bürstenmassagen wirken zum einen direkt auf die Haut, zum anderen reflektorisch über die Nervenbahnen und über die Freisetzung von Signalstoffen. Durch die intensive Berührung und Bewegung tieferer Haut- und Muskelschichten wird die Durchblutung angeregt. Dadurch wird die Zufuhr von frischem Blut erhöht, gleichzeitig werden alle Zellen mit Sauerstoff, Nähr- und Abwehrstoffen versorgt. Die Massage sollte immer von den Extremitäten ausgehend zur Körpermitte, zum Herzen hin, durchgeführt werden. Auf diese Weise wird der Rückstrom des Blutes verbessert: So werden alle Stoffe, die nicht mehr gebraucht werden oder sogar schädlich sind, aus dem massierten Gewebe transportiert. Die Massage unterstützt also den Blutaustausch – alle Körperzellen werden so jung und gesund erhalten. Optimal zur Gesundheitsvorsorge ist eine etwa zehnminütige Bürstenmassage alle zwei bis drei Tage, idealer Zeitpunkt für eine Massage ist der Morgen. Für die Bürstenmassage sollte eine Bürste mit weichen, sauberen Borsten verwendet werden. Die Massage sollte als angenehm empfunden werden, starkes Bürsten ist weder notwendig noch hilfreich.

Nicht durchgeführt werden dürfen Bürstenmassagen bei entzündeter Haut sowie bei entzündlichen, allergischen und infektiösen Hautkrankheiten. Weiter ist bei degenerativen Gefäßerkrankungen (z. B. bei Krampfadern), bei Neurasthenie und bei Schilddrüsenerkrankungen Abstand von Bürstenmassagen zu nehmen.

Sauna – Heißkaltes Ritual zur Stärkung der Widerstandskräfte

Saunabesuche sollten Sie gerade im Winter zu einer schönen Regelmäßigkeit werden lassen. Denn Saunabäder stellen eine Wohltat für Körper und Seele dar und verhelfen einem geschwächten Körper wieder zu neuen Kräften. Abwechselnde Reize von Kalt und Warm beleben und entgiften den Körper, und genau dieser Wechsel von starken Reizen macht den Körper vital und widerstandsfähig.

Bei bis zu 100 °C heißer und trockener Luft wird die Durchblutung des Körpers gesteigert, es kommt zum Abtransport von Stoffwechselendprodukten, die den Körper schwächen und ermatten. Eine ausreichende Abkühlung ist nach jedem Saunagang ein Muss, erst durch die der Hitze folgende Abkühlung kann sich die volle Wirkung des Saunierens entfalten. Durch die Abkühlung wird der Kreislauf stabilisiert, frische und unverbrauchte Luft wird in die Lungen gepumpt und der Sauerstoffgehalt des Blutes steigt an. Die Schwitzbäder sollten kurz und intensiv sein (8-12 Minuten), danach sollte man direkt nach draußen an die frische Luft gehen.

Anschließend sind Kaltwassergüsse ratsam, zusätzlich fördern Tauchbecken und Fußbäder die Durchblutung.

Auch der komplette Saunabesuch wird mit einer Abkühlung beendet. Zwischen den einzelnen Saunagängen sollten Sie mindestens 15 Minuten pausieren, auch zum Abschluss des Saunabesuchs sollten Sie sich mindestens eine halbe Stunde Ruhezeit gönnen. Außerdem gilt es, nach dem Saunabesuch viel zu trinken, vorzugsweise Wasser oder Saftschorlen. Gerade für Saunaanfänger, aber auch generell gilt, dass man mit Maß und Ziel saunieren sollte, um den Kreislauf nicht zu überfordern.

Hören Sie also auf Ihren Körper, lange Saunagänge sind nicht erforderlich, um die erwünschte Wirkung zu erzielen. Weiterhin sollte man nicht abgehetzt, mit vollem Magen oder im alkoholisierten Zustand saunieren.

Regelmäßige Saunabesuche trainieren den Körper und verbessern das Wärmeregulationssystem, d. h. der Körper wird dabei unterstützt, sich besser auf Temperaturschwankungen einzustellen. So friert man nicht so leicht an kalten Winterlagen, an heißen Sommertagen dagegen gerät man nicht ins Schwitzen.

Nicht saunieren dürfen Menschen mit Herzkrankheiten, bei hohem oder instabilem Blutdruck, bei Herzrhythmusstörungen, bei einer Überfunktion der Schilddrüse, bei akuten und chronischen Infektionskrankheiten, bei Magen- und Darmgeschwüren, bei Epilepsie und Multipler Sklerose. Im Zweifelsfall sollte ein Arzt konsultiert werden.

Allgemeine Tipps zur vitalisierenden Lebensführung

Ausreichend körperliche Aktivität

- Ausreichende körperliche Aktivität ist ein ganz wichtiger Baustein zur Stärkung der Widerstandskräfte und zur Schaffung neuer Energien.

- Deshalb ist es wichtig, dass Sie sich täglich bewegen, vorzugweise in Form von Ausdauersport. Ratsam ist, dass die Bewegung im Freien, an der frischen Luft, und bei Tageslicht, erfolgt. Auf diese Weise verschaffen Sie sich ausreichende Sauerstoffkapazitäten und durch das Tageslicht werden aufkeimende Depressionen in die Schranken verwiesen. Suchen Sie sich eine Ausdauersportart, die Ihnen Freude bereitet – das kann Schwimmen, Walken, Wandern, Fahrradfahren sein. Auch Gartenarbeit ist ein exzellentes Mittel gegen Erschöpfung und beruhigt gestresste und nervöse Gemüter.

- Meiden Sie – soweit möglich – Alkohol, Kaffee und Nikotin.

Entspannung

- Mit regelmäßiger Entspannung verhelfen Sie Ihrem Körper und Ihrer Seele aus dem Zustand der Kraftlosigkeit und schaffen neue Energie und Wohlbefinden für Psyche und Körper. Erlernen Sie je nach persönlicher Vorliebe Yoga, Tai Chi oder Qi Gong. Auch Autogenes Training und Meditation helfen dabei, Entspannung zu finden und so wieder neue Kräfte zu bündeln. Auch Massagen sind eine ausgezeichnete und angenehme Möglichkeit, Reserven für Körper und Seele zu mobilisieren.

- Was macht Sie glücklich? Überlegen Sie, was Sie besonders glücklich macht und schaffen Sie sich dementsprechend Ihre persönlichen Glücksmomente. Nehmen Sie Glück intensiv wahr und geben Sie positiven Gedanken Raum.

Abschalten und Entspannen

- Schaffen Sie sich regelmäßige Auszeiten. So sollte eine Mittagspause für Sie zur Selbstverständlichkeit werden, ebenso das Abschalten nach Feierabend. Lassen Sie die Arbeit mit Schließen der Bürotür hinter sich, Klappe runter. Vergessen Sie den täglichen Ärger am Arbeitsplatz. Lassen Sie Arbeit Arbeit sein und Büro Büro. Lernen Sie ganz bewusst Abschalten. Denken Sie daran: Ein jeder Tag sorgt für sich selbst.

Leichter geht's mit Humor

- Oft nehmen wir das Leben viel schwerer, als es eigentlich ist. Mit einer gehörigen Portion Humor wäre vieles erheblich leichter. Lachen Sie jeden Tag ganz bewusst, auch über sich selbst! Formen Sie Ihre Lippen zu einem Lächeln, schon steigt die Stimmung.

- Nicht ein lautes Grinsen, sondern ein stilles, inneres Lächeln - Sie werden spüren, wie wohltuend, entspannend und erleichternd es wirkt. Schenken Sie auch Ihren Mitmenschen ein Lächeln - Sie werden ein Lächeln und Freundlichkeit zurück erhalten. Denn Lächeln wirkt ansteckend und öffnet die Herzen Ihrer Mitmenschen. Lassen Sie sich nicht von der Bürde Ihrer Probleme beugen und ducken. Bedenken Sie, dass jeder Mensch sein Kreuz zu tragen hat. Jedes Leben besteht aus Höhen und Tiefen. Und nach dem Regen kommt stets wieder Sonne. Sorgen Sie sich nicht, leben Sie!

Gesunde Ernährung im Einklang mit der Natur

Im Laufe des Lebens haben sich die meisten von uns an verarbeitete Lebensmittel, Fertiggerichte, Süßigkeiten, Knabbereien, Snacks und nicht zu vergessen Alkohol und gesüßte Getränke gewöhnt. Ohne groß über gesundheitliche Folgen nachzudenken, wird morgens das vor Fett triefende Croissant als Frühstück verzehrt, dazu wird noch schnell ein Cappuccino geschlürft. Mittags dann gerne Pommes mit Mayo, nachmittags Kuchen mit Kaffee gegen die aufkommende Müdigkeit – dies ist vielfach der moderne Lifestyle. Warum behandelt oder besser gesagt misshandelt man den eigenen Körper auf diese Weise? Warum betreibt man derart Schindluder mit der eigenen Gesundheit? Man pflegt doch auch akribisch sein Auto, seine Klamotten, das Haus, das Inventar. Man macht Frühlings- und Herbstputz im Haus, verwendet hochwertige Reinigungsmittel und Polituren, achtet auf jeden Flecken und jeden Kratzer, um die Möbel und Teppiche möglichst lange zu erhalten.

Wir gehen außerdem regelmäßig zum Friseur, zum Nagelstudio, pflegen weiter unsere Haut, die äußere Hülle, mit diversen Ampullen, Masken, Cremes und Seren. Warum nur vernachlässigen wir dann unseren Körper so sträflich, führen ihm schädliche und ungesunde Nahrung zu? Aus Nachlässigkeit, Bequemlichkeit, Gewohnheit, mangelndem Bewusstsein? Vermutlich aus einer Kombination von alledem. Vielleicht auch, weil Nachlässigkeit bei Frisur und Fingernägeln sofort sichtbar werden, unser Körper aber lange schweigt und Vernachlässigung allzu lange und beharrlich duldet, bis die ersten Befindlichkeitsstörungen oder gar Krankheitszeichen auftreten. Aber es ist nie zu spät für eine Umstellung der Ernährung, hin zu einer gesunden Lebensweise. Wo ein Wille ist, ist bekanntlich stets auch ein Weg. So wie wir uns an fast food und Fertiggerichte gewöhnt haben, genauso gewöhnen wir uns an gesunde Nahrung – und zwar erstaunlich schnell.

Man ist, was man isst

Dieser Spruch des französischen Denkers Brillat-Savarin ist nicht etwa eine abgedroschene Phrase, sondern birgt so viel Wahrheit in sich. So ist das Körpergewicht, das wir mit uns schleppen, nicht nur Ausdruck eines guten oder schlechten Stoffwechsels, wie wir oft entschuldigend erklären - sondern zum Großteil Resultat unserer täglichen Ernährungsgewohnheiten. Und das schlechte und fahle Erscheinungsbild der Haut „verdanken" wir nicht nur schlechten Genen - sondern hauptsächlich ungesunder Ernährung oder gar dem Rauchen. Eine fortschreitende Vergesslichkeit ist nicht nur auf das Alter zurückzuführen - sondern möglicherweise auch auf einen erhöhten Konsum an Alkohol. Auch das Bierchen am Mittag und der Rotwein am Abend addieren sich. Allzu leicht sind wir dazu geneigt, unser Erscheinungsbild und unseren Gesundheitszustand auf schlechte Gene oder sonstige Umstände zurückzuführen.

Aber Krankheiten und Befindlichkeitsstörungen fallen nicht vom Himmel und suchen uns nicht immer schicksalshaft heim, sondern sind häufig hausgemacht.

Auch Übergewicht kommt nicht über Nacht, sondern ist meist das Ergebnis jahrelanger Fehl- und Überernährung. All dies können wir uns gar nicht oft genug vergegenwärtigen. Unsere Essgewohnheiten widerspiegeln mehr als uns oft bewusst ist, auch unsere Werte und unsere gesamte Lebenseinstellung. So verzichtet der Vegetarier meist nicht aus gesundheitlichen, sondern aus ethischen Gründen auf Fleisch, der Naturschützer kauft seine Lebensmittel im Bioladen, und der Menschenfreund achtet auf fair-trade-Kaffee. So kommen in unseren Essgewohnheiten auch unsere Identität und unsere Werte zum Ausdruck. Verschiedene Kulturen und Gesellschaften haben ihre ganz eigenen Essgewohnheiten. Dem Hindu etwa ist die Kuh heilig, der Koreaner dagegen schätzt Hundefleisch. Und selbst was unsere direkten Nachbarn, die Franzosen, verspeisen, kommt vielen von uns abartig vor: Froschschenkel, Schweinshoden und ähnliche Animositäten. Und dass in Südostafrika gar Erde auf den Tisch kommt, sprengt bei weitem unsere Vorstellungskraft.

Ernährung heute - Mangel im Überfluss

Eigentlich ernähre ich mich doch ganz gesund, werden Sie vielleicht sagen, verehrte Leserin und verehrter Leser. Wenn Sie Ihre Ernährungsgewohnheiten aber tatsächlich einmal genauer überdenken, werden Sie vielleicht eines Besseren belehrt: Morgens das Tässchen Kaffee zum Munterwerden, hier ein kleiner Schokoriegel zwischendurch, dort ein Stückchen Kuchen am Nachmittag beim Kaffeeklatsch bei der Tante. Dann eine Zigarette gegen den Stress bei der Arbeit, und abends noch das Bier vor dem Schlafengehen. Und gegen die paar Erdnüsse auf der Couch vor dem Fernseher dürfte auch nichts einzuwenden sein. Das Mittagessen ist zwar ein Fertiggericht, aber immerhin verspricht die Verpackung einen kalorienreduzierten Genuss. Und dem zuckerhaltigen Getränk sind auch Vitamine zugesetzt. Nahrung ist in einem nicht mehr überschaubaren Überangebot verfügbar und wird im Übermaß konsumiert. Während früher die Nahrung karg war und Fleisch allenfalls als Sonntagsbraten auf dem Tisch landete, und Schokolade und Kuchen Festtagen vorbehalten blieben, gelten gerade auch ungesunde Nahrungsmittel wie Fleisch und Süßwaren heute nicht mehr als Besonderheit, sondern müssen als täglicher Gaumenkitzel dienen.

Bei all dem Überfluss herrscht aber ein eklatanter Mangel, nämlich ein Mangel an Vitaminen
und Mineralstoffen. Nahrungsmittel müssen bil-
lig und in Masse vorhanden sein. Dass dabei die
Qualität leidet, darf nicht Wunder nehmen. So
ist das Hauptproblem neben dem Übermaß die
mangelnde Güte der Nahrungsmittel. Wer gesunde, unbehandelte Nahrung kaufen will, muss oft
schon den versteckten Bioladen um die Ecke auf-
suchen, während die glänzenden Äpfel im Supermarkt zwar eine Augenweide darstellen, aber oft
derart mit Pestiziden behandelt sind, dass sie fast
schon mit einem Totenkopfsymbol versehen sein
müssten. Vitamine und Mineralstoffe sind dagegen in diesem Designerobst kaum zu finden.

Denn die Auslaugung der Böden führt zu einem
Mangel der Nahrung an Mineralstoffen, gleichzeitig steigt die Schwermetallbelastung der Umwelt und damit auch unserer Nahrungsmittel.
Und wenn Sie auswärts im Restaurant speisen,
sieht die Situation nicht anders aus: Schweine-
braten und Rinderfilet stehen auf der Speisekarte,
und hinter dem Tresen lockt die Kuchentheke -
falls Sie dagegen nach biologischem Essen fragen
sollten, wird man Sie möglicherweise wie einen
Alien anschauen und erst gar nicht verstehen, was
Sie meinen.

Ernährung damals - Unsere Vorfahren machten es richtig

Unsere Erbanlagen - die sich ja über Millionen von Jahren entwickelt haben - sind auf eine natürliche Ernährung angelegt, was der frühzeitlichen Ernährungsform gerecht wurde. Schon im Schöpfungsbericht der Bibel (Genesis 1, 29-31) sind die „Samen und Früchte" als Nahrungsquelle und als Privileg dem Menschen zugedacht. In mancherlei Hinsicht gleichen wir den Steinzeitvorfahren viel mehr als wir gemeinhin denken: So ist unser Körper immer noch weitgehend auf pflanzliche, karge Nahrung eingestellt, die damals auf langen Wanderungen gesammelt oder gepflückt werden musste. Fleisch bedeutete für den Steinzeitmenschen dagegen eher die Ausnahme, da die Tiere mühsam bei der Jagd erbeutet und zerlegt werden mussten.

Unsere steinzeitlichen Vorfahren besaßen auch weder neuzeitliche Erfindungen wie Süßigkeiten und Kuchen, noch Weißmehl und Nudeln. Stattdessen ernährten sie sich vorrangig von Pflanzen, Samen, Nüssen, Pilzen, Früchten, Wurzeln und anderen Pflanzenteilen. In schlechten Zeiten, in denen es wenig oder gar nichts zu essen gab, musste der Körper von seinen Fettdepots zehren - weshalb es auch sinnvoll war, Fettspeicher anzulegen. Auf diese Art der Ernährung sind unsere Erbanlagen und die Abläufe in unserem Körper teilweise noch immer angelegt.

Ernährung als Heilmittel

Ausgewogene Ernährung mit viel frischem Obst und Gemüse

Wer sich gesund und ausgewogen ernährt, hat schon die halbe Miete im Kampf gegen die allgegenwärtige Erschöpfung gewonnen. Allgemein sollten Sie sich in mit einer leichten, vitaminreichen Kost, bestehend aus viel Obst und Gemüse (auch in Form von Rohkost), anfreunden.

Warum gerade Obst und Gemüse

Frisches Obst und Gemüse - diese Nahrungsmittel spielen aufgrund ihres hohen Vitamin- und Mineralstoffgehalts und aufgrund der sekundären Pflanzeninhaltsstoffe wie Flavonoiden eine ganz wichtige Rolle zur Stärkung der allgemeinen Kräfte und des Immunsystems des Körpers, sowie in der Gesundheitsprävention allgemein.

Die 5er Regel

Die 5er Regel ist spielend leicht in Ihren Alltag zu integrieren. Denn die 5er Regel besagt ganz einfach, dass Sie jeden Tag mindestens fünf Portionen (eine Portion entspricht einer Handvoll) Obst und Gemüse essen sollten – um wieder mehr Vitalität zu erlangen und eine optimale Wirkung für Ihre Gesundheit zu erzielen.

Dies kann ganz ohne Zwang geschehen, denn die fünf Portionen sind ohne großen Aufwand in die Hauptmahlzeiten einzugliedern. Und auch als kalorienarme Zwischenmahlzeit schmeckt das gesunde Bunt.

Gemüse und Obst möglichst frisch kaufen und gleich zubereiten

Der Vitamin- und Mineralstoffgehalt von Obst und Gemüse ist abhängig von der Frische und Qualität der entsprechenden Produkte. Daher ist es ratsam, beim Kauf von Obst und Gemüse dessen Frische und Qualität kritisch zu prüfen. Kaufen Sie Obst und Gemüse je nach Saison, und geben Sie heimischen Produkten den Vorzug. Denn ein unter Umständen wochenlanger Transport von Obst und Gemüse beeinträchtigt dessen Qualität stark, und ist zur Haltbarmachung oft starker chemischer Behandlung ausgesetzt.

Wenn Sie dann noch Obst und Gemüse aus biologischem Anbau in Ihre Einkaufstasche stecken, haben Sie alles richtig gemacht. Denn ökologisch produziertes Obst und Gemüse schont nicht nur unsere Umwelt, sondern enthält auch einen höheren Anteil an Vitaminen und Mineralstoffen, bei gleichzeitig geringerer chemischer Belastung.

Im Winter dagegen ist auch Tiefkühlgemüse eine wertvolle Alternative und Abwechslung zum Frischgemüse.

Obst und Gemüse enthalten wichtige Inhaltsstoffe für unsere Gesundheit

Gemüse und Obst leisten einen ganz wichtigen Beitrag zur Gesunderhaltung unseres Körpers. Sie sind reich an sogenannten sekundären Pflanzeninhaltsstoffen. Diese hochwirksamen Helfer aus der Natur schützen unsere Gesundheit auf vielfältige Weise: So schützen Carotinoide in der Möhre unsere Gesundheit, ebenso Polyphenole in Trauben, Sulfide im Knoblauch und Terpene in Zitrusfrüchten. Wer regelmäßig diese bioaktiven Stoffe zu sich nimmt, schenkt seinem Körper neue Energie und senkt gleichzeitig sein Risiko, an Krebs, Diabetes, Herz-Kreislauf-Erkrankungen sowie auch an simplen Erkältungen zu erkranken. Neben den sekundären Pflanzeninhaltsstoffen enthält frisches Obst und Gemüse natürlich auch noch jede Menge Vitamine. Die ausreichende Zufuhr von Vitaminen ist deshalb so wichtig, da der Körper diese selbst nicht synthetisieren kann, diese aber lebenswichtige Funktionen übernehmen.

So stärken Vitamine unsere Nerven, unterstützen das Immunsystem und sorgen für eine intakte Funktion unseres gesamten Stoffwechsels. Gemüse und Obst sind auch deshalb als wichtiger Bestandteil unserer Ernährung zu empfehlen, weil sie meist nur einen geringen kalorischen Gehalt besitzen. Gleichzeitig enthalten sie aber die so wertvollen Ballaststoffe, die doppelt positiv in Erscheinung treten: Zum einen sorgen Ballaststoffe durch einen Volumenreiz für eine gesunde, natürliche Darmfunktion und Verdauung, zum anderen haben sie eine lang anhaltende Sättigung zur Folge.

Besonders wertvolle Obstsorten

Aprikosen - Klein, aber oho

Aprikosen schmecken verführerisch und duften herrlich, haben aber noch mehr an wertvollen Inhaltsstoffen zu bieten. Durch den hohen Gehalt an natürlichen Carotinoiden beugen sie Krebserkrankungen vor. Weiter schützen sie auf natürliche Weise unsere empfindliche Haut vor UV-Strahlung und verhindern Ablagerungen in den Arterien. Das reichlich enthaltene Vitamin B 5 (Niacin) stärkt die Nerven, Folsäure dagegen regt die Blutbildung und Zellerneuerung an – auf diese Weise werden Erschöpfung und chronischer Müdigkeit eine klare Absage erteilt.

Bananen – Viel Magnesium für die Nerven

Die krumme Frucht ist ein regelrechter Power-spender. Denn Bananen enthalten jede Menge Magnesium und Kalium, wodurch Nerven, Herz und Muskeln gestärkt werden. Außerdem steckt in Bananen auch Tryptophan, das in das Glückshor-mon Serotonin umgewandelt wird – und Seroto-nin macht uns auch an dunklen Tagen glücklich und sorgt für Ruhe und Ausgeglichenheit. Bana-nen enthalten wenig Fett, dafür aber sattmachen-de Ballaststoffe - so macht die gelbe Frucht satt, aber nicht dick und eignet sich mitunter sogar als Ersatz für eine komplette Mahlzeit.

Bananen versorgen den Körper aufgrund ihres Gehaltes an kurzkettigen Kohlenhydraten rasch mit Energie und helfen wirksam gegen plötzliche Heißhunger-Attacken.

Ein kleiner Bananensnack verhindert also das Ab-sacken des Blutzuckerspiegels, wodurch es erst gar nicht zu Müdigkeit, Unruhe und Konzentra-tionsstörungen kommt.

Bananen eignen sich also aufgrund ihrer wert-vollen Inhaltsstoffe vorzüglich dazu, den Körper schnell, aber auch langfristig mit Energie zu ver-sorgen. Durch die optimale Zusammensetzung der Inhaltsstoffe werden die Nerven gestärkt so-wie Stress und Erschöpfung in die Schranken ver-wiesen.

Trauben - Geballte Kraft gegen Erschöpfung

Trauben schmecken nicht nur vorzüglich, sondern sind auch Alleskönner im Einsatz für die Gesundheit. So eignet sich beispielsweise eine Traubenkur vor allem zur Erntezeit im Herbst hervorragend, um den Körper fit und leistungsfähig für die kalte Jahreszeit zu machen und diesen mit geballter Energie zu versorgen. Aber Trauben haben noch mehr zu bieten: Die Schalen der Trauben sind reich an Ballaststoffen, wodurch eine gesunde Verdauung gefördert wird. Trauben enthalten zudem große Mengen der Mineralstoffe Magnesium und Kalium. Und besonders rote Trauben enthalten Polyphenole, das sind Farbstoffe, die Herz und Kreislauf schützen. Trauben sollten Sie allerdings wegen der starken Belastung mit Pflanzenschutzmitteln ausschließlich aus kontrolliert-biologischem Anbau erwerben.

Ein Apfel am Tag

Der Spruch *„ein Apfel am Tag, und mit Ärzten keine Plag"* ist nicht einfach aus der Luft gegriffen, sondern birgt so viel Wahrheit. Nicht zu Unrecht ist der Apfel die mit Abstand beliebteste Frucht der Deutschen. Äpfel eignen sich insbesondere auch als immer griffbereites Lagerobst, das so auch im Winter stets verfügbar ist. Über 30 Vitamine, Mineralstoffe und Spurenelemente sind in der heimischen Frucht gespeichert, nicht zu vergessen sind auch die wertvollen Flavonoide. Und in der gesunden Frucht steckt noch mehr Gutes. So enthalten Äpfel auch Pektin, - einen natürlicher Bestandteil von Zellwänden - welches den Cholesterolspiegel senkt, Schadstoffe bindet und zu deren Ausschwemmung führt. Durch die Ausschwemmung von Schad- und Giftstoffen wird der Körper von zur Müdigkeit führenden Schlacken befreit und kann wieder neue Kräfte tanken. Da bis zu 70 % der Vitamine und Mineralstoffe in der Schale sitzen, sollte man Äpfel stets ungeschält genießen. Weil Äpfel aber leider oft sehr stark chemisch behandelt sind, ist es ganz wichtig, dass Sie diese gründlich waschen und abtrocknen. Und kaufen Sie am besten heimische Äpfel aus biologischem Anbau.

Grapefruit – Gesund mit der herben Frucht

Grapefruits gehören zu den gesündesten Obstsorten überhaupt, da sie über eine ganze Reihe wertvoller Inhaltsstoffe verfügen. So enthalten sie viel Vitamin C, welches dem Nervensystem zur Hilfe eilt, weiter das Immunsystem stärkt und die Fettverbrennung in Gang setzt. Besonders hilfreich ist auch der Bitterstoff Naringin, welcher die Verdauung, insbesondere die Fettverdauung, in Schwung bringt. Außerdem regt der Bitterstoff die Magensaftproduktion an, so kommt es nach dem Genuss der bitteren Frucht unmittelbar zu einem Sättigungsgefühl, da mit Beginn der Verdauung der Hunger nachlässt. Es empfiehlt sich, schon vor dem Frühstück eine Grapefruit zu löffeln - so stellt man bereits am Morgen einen Teil der Vitaminversorgung für den bevorstehenden Tag sicher. Wem die Frucht zu sauer ist, kann wahlweise die mildere Pink Grapefruit verwenden oder ein Glas mit Wasser verdünnten Grapefruitsaft trinken. Übrigens ist die Grapefruit eine Kreuzung aus Orange und Pampelmuse.

Trinken gegen die Müdigkeit

Am besten Wasser – Denn ohne Wasser kein Leben

Ohne Wasser gibt es bekanntermaßen kein menschliches Leben. Der Mensch kann Wochen ohne Nahrung auskommen und lange Zeit hungern, auf der anderen Seite kann er aber nur wenige Tage ohne Flüssigkeit auskommen. Denn Wasser ist Bestandteil aller Gewebe in unserem Körper. Es dient als Transportmittel für wasserlösliche Stoffe und als Lösungsmittel für fast alle Stoffe in den Zellen. In einem ausgetüftelten System regelt Wasser auch die Temperatur des Körpers, indem es der Körperfläche durch Verdunstung Wärme entzieht. Der Mensch besteht zu ca. 60 % aus Wasser. Männer haben einen etwas höheren Wasseranteil als Frauen, jüngere Menschen einen höheren als ältere.

Genügend Wasser zuführen

Als Faustregel gilt, dass ein Erwachsener täglich etwa 2,5 Liter Flüssigkeit zu sich nehmen sollte - eine Menge, die tatsächlich oft drastisch unterschritten wird. Denn Durst tritt als Warnsignal unseres Körpers erst dann auf, wenn schon ein eklatanter Flüssigkeitsmangel vorliegt. Wer zu wenig trinkt, läuft Gefahr, an Kreislaufproblemen, Schwindel, Müdigkeit und Erschöpfungszuständen zu leiden. Weiter laufen bei ungenügender Flüssigkeitszufuhr sämtliche Stoffwechselprozesse nicht mehr optimal ab, was wiederum mit eingeschränkter Leistungsfähigkeit und Müdigkeit einhergehen kann.

Um also wirklich auf die benötigte Flüssigkeitsmenge zu kommen, sollten Sie sich die Getränke für einen Tag (vorzugsweise stilles Wasser und ungesüßten Tee) am besten schon morgens abmessen und diese über den Tag verteilt trinken. Nur so gehen Sie sicher, dass Sie wirklich die geforderte Flüssigkeitsmenge zu sich nehmen.

Wichtig ist eine gleichmäßige Verteilung der Flüssigkeitsaufnahme über den ganzen Tag. Denn beim Versuch, die gesamte Flüssigkeit auf einmal aufzunehmen, wird zu viel Flüssigkeit mit dem Urin ausgeschieden.

Optimal ist es, bereits morgens nach dem Aufstehen ein Glas Wasser zu trinken, am besten lauwarm, so werden zusätzlich die Verdauung und der Stoffwechsel angeregt. Idealerweise geben Sie dem Wasser frisch gepressten Zitronensaft zu und/oder frischen Ingwer oder etwas Brennnesselkraut – das bringt den Körper zusätzlich in Schwung. Weiter empfiehlt es sich, eine halbe Stunde vor jeder Mahlzeit ein Glas Wasser zu trinken und auch zwischendurch im Verlauf des Tages. Wasser sättigt aber nicht nur auf einfache und vor allem auf kalorienfreie Art, sondern kann noch mehr. Es bringt den Stoffwechsel auf Trab, die Nierentätigkeit wird angeregt, Abbauprodukte werden ausgeschieden und die Energieverbrennung wird angekurbelt.

Mineralwasser mit oder ohne Sprudel?

Da Kohlensäure im Sprudelwasser eine anorganische Säure ist, die auch im Stoffwechsel säuernd wirkt, ist stilles Wasser zu bevorzugen. Ein weiterer Vorteil von stillem Wasser ist, dass man große Mengen trinken kann, ohne lästiges Aufstoßen oder Blähungen zu provozieren.

Getränke - Sorgen Sie für Abwechslung

Der ausschließliche Genuss von Mineralwasser mag Ihnen auf Dauer etwas eintönig vorkommen. Wechseln Sie daher in der Wahl Ihrer Getränke ruhig ab. Kaufen Sie unterschiedliche Mineralwässer, wodurch Sie für verschiedene Geschmackserlebnisse sorgen. Auch ungesüßte Kräutertees sind gesunde Getränke, auch bei diesen können Sie regelmäßig abwechseln. Die meisten Kräutertees wirken zudem basisch und zeigen auch eine entschlackende und entgiftende Wirkung – was wiederum unserem Wohlbefinden und unserer Vitalität zugutekommt.

Grüner Tee - Gesunder Genuss aus Fernost

Grüner Tee erfreut sich zu Recht auch hierzulande zunehmender Beliebtheit. Im Unterschied zum Schwarztee werden die Blätter beim grünen Tee nicht oder kaum fermentiert, also keinem Gärungsprozess unterzogen. Dadurch bleiben Vitamine und Mineralstoffe weitgehend erhalten, weshalb grüner Tee im Organismus eine besonders optimale Wirkung auf den Stoffwechsel entfaltet – Grüner Tee sorgt auf diese Weise für Vitalität und weckt alle Lebensgeister.

Grüner Tee enthält zwar, wie Kaffee, auch Coffein, dieses ist jedoch im Gegensatz zum Coffein im Kaffee zum Teil an Gerbstoffe gebunden, wodurch das Nervensystem langsam stimuliert wird, und der Kreislauf nicht unnötig aufgeputscht wird. Erschöpfung und Müdigkeit werden also auf sanfte Weise bekämpft. Weiterhin regt grüner Tee die Stoffwechseltätigkeit an, es erfolgt auch eine thermogene Wirkung, wodurch der Energieumsatz erhöht wird.

Überdies enthält grüner Tee große Mengen an Bitterstoffen, welche bei regelmäßiger Einnahme das Geschmacksempfinden verändern können, so dass süße Speisen zunehmend weniger angenehm und gleichzeitig bittere Speisen zunehmend besser schmecken. Heißhungerattacken und gerade auch der Appetit auf Süßes werden auf diese Weise gedämpft. Obendrein sind Bitterstoffe eine Wohltat für die Leber und fördern deren entgiftende Tätigkeit. Durch die entgiftende und stoffwechselaktivierende Wirkung wird der Körper mit neuer Energie versorgt.

Matcha – Gesundheitswunder aus Japan

Matcha bezeichnet eine besondere Sorte japanischen Grüntees und bedeutet auf Japanisch „gemahlener Tee". Matcha wird aus den voll beschatteten Teeblättern einer bestimmten Grünteeart (in Japan meist Tencha) hergestellt. Durch die Beschattung entsteht ein extrem farbintensives dunkelgrünes Blatt – eine beschattete Pflanze produziert mehr Chlorophyll (Blattgrün), um eine effektive Ausbeute der geringen Lichteinstrahlung zu ermöglichen. Durch die Überschattung werden auch große Mengen an wertvollen Inhaltsstoffen wie bspw. Theanin gebildet. Die Teeblätter werden nach der Ernte in einem aufwendigen Prozess zu einem hauchfeinen und intensiv grünem Pulver vermahlen. Ein bis zwei Gramm davon werden mit ca. 80 °C heißem Wasser aufgegossen und mit einem speziellen Bambusbesen aufgeschäumt.

Inhaltsstoffe des Matcha

Im Wesentlichen verfügt Matcha über die gleichen Inhaltsstoffe wie die Teesorte, aus der das Pulver gewonnen wird, nämlich Polyphenole, Aminosäuren (besonders L-Theanin), Purinalkaloide (z. B. Coffein) und Fluorid.

Besonderheiten des Matcha im Vergleich zum grünen Tee

Durch die pulverisierte Darreichungsform ergeben sich charakteristische Unterschiede im Vergleich zu herkömmlichem grünen Tee. So entsteht durch die Pulverisierung des Tees eine sehr große Oberfläche, was eine besonders gute Bioverfügbarkeit (Aufnahme im Körper) nach sich zieht. Zudem werden durch die Pulverisierung alle Wirkstoffe des grünen Tees auf optimale Weise aufgeschlossen und freigesetzt und sind deshalb auch bestmöglich für den Körper verfügbar.

Außerdem wird beim Matcha im Gegensatz zum Teeaufguss das gesamte Teeblatt im Wasser aufgelöst, was zur Folge hat, dass alle wertvollen Inhaltsstoffe des Tees aufgenommen werden können. Herkömmlicher Tee dagegen wird nach dem Aufbrühen gesiebt, so gelangen nur etwa 10 bis 20 % der Wirkstoffe ins Wasser. Matcha weist im Vergleich zu anderen Teesorten einen sehr hohen Coffeingehalt auf: mit 1-1,5 Teelöffeln Matcha nimmt man in etwa die gleiche Coffeinmenge wie mit einem Espresso zu sich. Ist Matcha also ein richtiges Aufputschmittel? Mitnichten.

Im Unterschied zu Kaffee und Kaffeezubereitungen ist das Coffein im Matcha wesentlich verträglicher und auch von länger anhaltender Wirkung. Matcha verleiht also auf schonende Weise Energie und Vitalität.

Säfte - Unkomplizierter vitaminreicher Genuss

Eine tolle Wirkung für Ihre Gesundheit können Sie ohne großen Aufwand erzielen, indem Sie regelmäßig Obst- und Gemüsesäfte trinken. Am besten nehmen Sie Säfte in Form von frisch gepressten Säften oder Direktsäften zu sich, denn diese enthalten den größten Anteil an Vitaminen, Mineral- und Ballaststoffen. Als Konzentrate sind Säfte oft thermisch behandelt oder gefiltert, wodurch ein nicht unerheblicher Teil der wertvollen Inhaltsstoffe verloren geht. Und lassen Sie sich niemals von der Mogelpackung „Nektar" täuschen, denn dieser enthält oft viel Zucker (bis zu 20 %) und wenig Frucht.

Nehmen Sie sich also beim Kauf lieber Zeit und studieren Sie genau die Etiketten. Außerdem empfiehlt es sich, Säfte zu verdünnen, denn durch Verdünnen der Säfte reduzieren Sie die kalorische Belastung und genießen einen energiearmen, aber dennoch energiespendenden Drink.

Smoothies – Ein wichtiger Beitrag für die Gesundheit

Exzellente Energiespender und Muntermacher sind Smoothies – da diese aus Rohkost bestehen, verfügen sie über einen hohen Gehalt an wertvollen Inhaltsstoffen. Für die Zubereitung der Smoothies werden Obst und Gemüse fein püriert – durch das feine Zerkleinern der Bestandteile können alle im Obst und Gemüse enthaltenen Vitamine, Mineralstoffe und sekundären Pflanzeninhaltsstoffe optimal vom Körper aufgenommen werden. Durch die Verwendung der ganzen Frucht bzw. des kompletten Gemüses können – im Gegensatz zum Entsaften – alle Inhaltsstoffe, so z. B. auch Ballaststoffe, genutzt werden. Smoothies stellt man aus Obst und Gemüse her - Obst sollte wegen des besseren Geschmacks immer mit von der Partie sein. Wer gerne einen süßen und milden Geschmack mag, sollte auf jeden Fall reife Bananen, Datteln oder Feigen zugeben. Lecker schmecken Smoothies mit Äpfeln, Bananen, Erdbeeren, Himbeeren und Birnen - zur Geschmacksverfeinerung eignen sich frisch gepresster Orangen- oder Zitronensaft, echte Bourbonvanille, Minze, Zimt oder Ingwer.

Anfangs kann man sich auch einen Smoothie ausschließlich aus Obst bestehend bereiten, sehr gesund und köstlich ist bspw. ein Smoothie bestehend aus einem Beerenmix aus Brombeeren, Heidelbeeren und Johannisbeeren, dazu kann man Äpfel und Orangen geben. Sehr gesund und exotisch ist eine Smoothie-Variante aus Mango, Banane, Acerolafrucht, Gojibeeren und Äpfeln. Zur besseren Aufnahme der fettlöslichen Vitamine gibt man außerdem eine kleine Menge Pflanzenöl hinzu, ferner stilles Wasser, um einen nicht zu dickflüssigen Smoothie zu erhalten. Alle Bestandteile werden in einem Mixer bis zur gewünschten Konsistenz püriert. Bei den Gemüsesorten ist Spinat der klare Favorit, aber auch alle anderen Gemüsesorten wie Gurken, grüne Paprika, Brokkoli oder Grünkohl können natürlich verwendet werden. Ein beliebter grüner Smoothie besteht beispielsweise aus Spinat, Grünkohl und Matcha-Tee. Smoothies sollten nach dem Zubereiten sofort getrunken werden.

Rohkost – Die Extraportion an Vitaminen und Mineralstoffen

Rohkost liefert dem Körper den Extrakick an Vitalität und Power – Rohkost ist also bei jeder Form von Erschöpfung und Müdigkeit als Nahrung der ersten Wahl angesagt. Vorteil der Rohkosternährung ist, dass hitzeempfindliche bzw. native Stoffe wie sekundäre Pflanzenstoffe, Vitamine, Enzyme und Aminosäuren unverändert und vollständig mit der Nahrung aufgenommen werden. Selbstverständlich kann Rohkost mit entsprechenden Gewürzen, Kräutern und Hefe verfeinert werden. Zu rohem Gemüse sollte man auch immer eine kleine Menge Öl dazugeben, um die Aufnahme der fettlöslichen Vitamine zu gewährleisten. Ein kleiner Schuss Zitronensaft sorgt für frischen Geschmack und das zusätzliche Vitamin C erhöht die Aufnahme von in Gemüse oder Obst enthaltenem Eisen. Gemüse und Obst sollten hierbei möglichst frisch gekauft und bald aufgebraucht werden.

Natürlich können Sie sich auch einen Rohkostsalat aus verschiedenen rohen Gemüsesorten zubereiten, bspw. einen Salat aus Tomaten, Avocados, Oliven, etwas Öl, Zitronensaft und Pfeffer. Rohes Obst kann dagegen mit Weizenkeimen, Zitronensaft, Limettensaft oder reiner Bourbon-Vanille verfeinert werden.

Auch Minze, Zimt und Lavendel ergeben ein besonderes Geschmackserlebnis. Freilich kann ein Obstsalat auch aus verschiedenen Obstsorten bereitet werden, hier ist der Kreativität kein Limit gesetzt. Als Basisfrucht für Obstsalate eignen sich grundsätzlich Äpfel, ferner auch Trauben und Bananen. Zur Verfeinerung sind Datteln, Feigen, Zitronen- und Orangensaft ideal. Erfrischend ist im Sommer z. B. ein Melonensalat mit Pfefferminze und Zitronensaft, im Herbst schmecken Äpfel mit Trauben und Melonen, und ein Salat mit Granatäpfeln, Bananen und Nüssen schenkt neue Kraft und Energie. Ebenso delikat ist Obstsalat aus Äpfeln, Erdbeeren, Bananen, weiter Obstsalat aus Birnen, Trauben, Mandeln.

Beliebt sind auch Rohkostsalate, gemischt aus Obst und Gemüse, etwa ein Salat aus Äpfeln, Sellerie und Karotten – hier mildern Äpfel und Karotten zudem den etwas herben Geschmack der Sellerie ab. Im Winter schmeckt ein Salat aus Roter Beete, Äpfeln und geriebenem Meerrettich, der erdige Geschmack der Roten Rübe kommt in Kombination mit den Äpfeln nicht so stark zum Vorschein.

Natürlich können Sie sich auch einen Rohkostsalat aus verschiedenen rohen Gemüsen zubereiten, bspw. einen Salat aus Tomaten, Avocados, Oliven, etwas Öl, Zitronensaft und Pfeffer. Auch ein Möhren-Mais-Salat oder ein Gurken-Radieschen-Salat mundet hervorragend.

Vielleicht bevorzugen Sie aber einen Salat mit Staudensellerie und Fenchel? Oder Zucchini mit Rosinen? Hervorragend schmeckt auch Löwenzahn mit Kürbiskernen und Austernpilzen. Ebenfalls sehr lecker ist rohes Weißkraut mit Kümmel, Rosinen und Petersilie oder rote Beete mit Senfkörnern und Öl.

Wie Sie sehen, sind Ihrer Fantasie und Ihrem Einfallsreichtum keine Grenzen gesetzt. Zu beachten ist, dass es nur wenige Gemüsesorten gibt, die nicht roh verzehrt werden dürfen, dazu gehören Kartoffeln, Auberginen und grüne Bohnen. Rohkost-Salat sollte immer entsprechend der Saison gekauft werden, auch hier sollte etwas Öl zur besseren Resorption der fettlöslichen Vitamine dazugegeben werden. Zur Geschmacksverfeinerung eignen sich bspw. Zwiebeln, Knoblauch, Sonnenblumenkerne und Champignons.

Bezogen auf seine wertvollen Inhaltsstoffe schneidet Salat im Vergleich zu anderen Gemüsesorten eher schlechter ab, als vitamin- und mineralstoffreiche Salate gelten lediglich Chicorée, Endiviensalat und Radicchio.

Weitere wichtige Nahrungsmittel gegen Erschöpfung

Sprossen und Keimlinge - Kleine Vitaminbomben

Frische Sprossen und Keimlinge gehören zu den besten Vitaminlieferanten, weshalb diese als wertvolle Ergänzung in Ihren täglichen Speiseplan aufgenommen werden sollten. Sprossen und Keimlinge sind hervorragend geeignet, um uns im Winter mit Vitaminen und Mineralstoffen zu versorgen. In der kalten Jahreszeit, in der die meisten Gemüsesorten aus fernen Ländern oder dunklen Kellern stammen, können Sie Sprossen ganz leicht und einfach auf der eigenen Fensterbank wachsen lassen, von welcher aus sie dann direkt auf Ihren Teller gelangen. Es ist kinderleicht, Sprossen zu ziehen, außerdem gibt es diese in Naturkostläden und mittlerweile auch in vielen gut sortierten Supermärkten zu kaufen. Die bekanntesten Sorten sind Amaranth, Bockshornklee, Quinoa sowie Mungobohnen und Sojasprossen.

Aus Großmutters Kochbuch - Alte Gemüsesorten neu entdeckt

Teilten sich alte Gemüsearten wie Pastinaken, Erdkohlraben und Schwarzwurzeln in früheren Zeiten den Ruf des Arme-Leute-Essens und halfen, in Kriegszeiten zu überleben, so haben sie heute ihren großen Auftritt vor allem im Winter. Diese heimischen Gemüsesorten, die der Kälte trotzen, müssen nicht aus fernen Ländern eingeflogen werden und leisten so einen wertvollen Beitrag zum Umweltschutz. Da sie nicht um die halbe Welt transportiert werden müssen, sind Vitamine und Mineralstoffe noch weitgehend erhalten, außerdem sind sie kaum mit Pflanzenschutzmitteln behandelt. Die mitunter schrumpelig und knorzig ausschauenden Wurzeln liefern ein exzellentes Erlebnis für die Geschmackssinne und stärken gerade im Winter aufgrund ihrer wertvollen Inhaltsstoffe den Körper. Die alten Gemüsesorten finden Sie kaum im üblichen Supermarktsortiment, kaufen Sie diese daher direkt vom Hof oder auf Bauernmärkten.

Kräuter - Kleine, aber feine Gewürze

Kräuter spielen eine wichtige Rolle im Rahmen einer gesundheitsbewussten Ernährung – sie regen den Stoffwechsel an und bringen somit den Körper in Schwung. Zudem reduzieren sie den Hunger, insbesondere auf Süßes, viele Kräuter haben zusätzlich eine entwässernde Wirkung. Bedingt durch ihren hohen Mineralstoffgehalt entfalten sie eine stark basische Wirkung. Auch getrocknete Kräuter dienen als Nährstofflieferanten, denn sie verlieren durch richtige Trocknung ihre Mineralstoffe nicht. Besonders zu erwähnen sind Thymian, Dill, Majoran, Kümmel, Kresse, Estragon, Petersilie und weißer Pfeffer. Vergessen Sie also bei der Zubereitung Ihrer Speisen diese schmackhaften Helfer nicht - würzen diese doch auch geschmackvoller und intensiver als das gefährliche Salz und sind zudem gesund.

Fisch - Gesundheit aus Meer und Fluss

Fisch ist eines der gesündesten tierischen Nahrungsmittel und stellt eine tolle Alternative zu Fleisch dar - weshalb es nicht nur freitags und an Feiertagen auf unsere Teller kommen sollte. So enthält Fisch nicht nur Eiweiß, Vitamine und Mineralstoffe, sondern auch die wertvollen Omega-3-Fettsäuren, die lebensnotwendig sind, von unserem Körper selbst aber nicht hergestellt werden können. Omega-3-Fettsäuren sind ja in aller Munde, werden Sie vielleicht sagen, aber was macht diese eigentlich so unentbehrlich? Omega-3-Fettsäuren gehören zu den ungesättigten Fettsäuren, die für den Aufbau von Körperzellen essentiell sind, zudem sind sie Ausgangsstoffe für wichtige Signalstoffe, die an der Regulierung von Blutdruck, Blutgerinnung und Blutfettspiegel beteiligt sind. Aufgrund dieser Eigenschaften haben Omega-3-Fettsäuren verschiedene positive Wirkungen: Durch den Genuss von Fisch verbessern sich die Blutfettwerte, da die Triglycerid- und LDL-Cholesterinwerte im Blut sinken. Ferner wirken Omega-3-Fettsäuren blutdrucksenkend und reduzieren dadurch das Risiko von Herz-Kreislauf-Erkrankungen.

Auch die Durchblutung wird durch die Aufnahme von Omega-3-Fettsäuren gesteigert, die Blutgefäße erweitern sich, wodurch die Fließeigenschaften des Bluts verbessert werden. Ebenso kann Fischöl einen positiven Einfluss bei chronisch entzündlichen Erkrankungen wie Schuppenflechte, rheumatoider Arthritis, Colitis ulcerosa oder Morbus Crohn haben. Letztlich hat sich eine positive Wirkung von Omega-3-Fettsäuren beim Einsatz bei psychiatrischen Krankheitsbildern wie Depressionen, Aufmerksamkeitsdefizit und Hyperaktivitätsstörung gezeigt. Fisch ist ferner eine hervorragende Nervennahrung, da die ungesättigten Fettsäuren die Nervenzellen elastisch halten und für einen reibungslosen Informationsfluss von einer Nervenzelle zur nächsten sorgen. Sind nun alle Fischarten gleichwertig in Bezug auf den gesundheitlichen Nutzen? Nein, es sind vor allem die fetten Meeresfische, die reich an gesunden Omega-3-Fettsäuren sind - allen voran Sardine, Makrele oder Lachs. Neben den ungesättigten Fetten enthalten diese Fischarten auch reichlich fettlösliches Vitamin D. Natürlich trägt Fisch auch zur Jodversorgung bei, so dass die Schilddrüse ihre wichtigen Stoffwechselprozesse erfüllen kann – die intakte Funktion der Schilddrüse ist wiederum ein wichtiger Bestandteil gegen Erschöpfung und chronische Müdigkeit.

Basics für eine gesunde Ernährung

Um den Körper zu stärken, genügt es jedoch nicht, viel Obst und Gemüse zu essen – auch wenn dies ein ganz essentieller Bestandteil einer gesunden Ernährung ist. Genauso wichtig ist es, allen Lebensmitteln, die unseren Körper schwächen, die rote Karte zu zeigen und diese nur selten zu verzehren. Hierzu zählen vor allem alle zuckerhaltigen Produkte wie Schokolade, Eis, Kuchen, Bonbons, Pralinen usw. – Zucker schwächt nicht nur per se den Körper, sondern er entzieht dem Körper auch die so wertvollen Vitamine und Mineralstoffe. Des Weiteren sind Überernährung, der Genuss von zu viel Fleisch und alle Arten von Fertiggerichten unserer Gesundheit im Allgemeinen und damit auch unserer Widerstandskraft nicht zuträglich.

Basics für eine gesunde Ernährung

- Abwechslungsreich essen
- Süßigkeiten, Chips und andere Knabbereien - nur ganz sparsam genießen
- Öle, Fette, Nüsse - täglich, aber nur mit Maß
- Milch, Milchprodukte, Eier, Fleisch, Fisch - täglich in ausreichendem Maß
- Getreideprodukte (am besten Vollkorn), Kartoffeln, Hülsenfrüchte - zu jeder Hauptmahlzeit
- Gemüse und Früchte - mindestens 5 am Tag
- Getränke - ungesüßt und über den ganzen Tag verteilt
- Wenig Fett, bevorzugt pflanzliche Fette wählen
- Zucker und Salz - diese versteckten Gifte möglichst meiden
- Die Nahrung schonend zubereiten
- Ausreichend Zeit nehmen zum Essen
- Bio-Produkte bevorzugen

Vorgefertigte Nahrung und Fertigprodukte

Der moderne Mensch greift aus scheinbarem Zeitmangel immer mehr zu vorgefertigter Nahrung und Fertigprodukten. Die lecker aussehende Fertignahrung aus Tiefkühltruhen und Regalen ist zwar oft eine Augenweide, hat aber, was den Nährstoffgehalt betrifft, nicht viel zu bieten: Solche Nahrungsmittel werden durch chemische, mechanische oder thermische Verarbeitung stark in ihrer ursprünglichen Zusammensetzung verändert. Immer mehr entfernt sich das verarbeitete Produkt von seinem Ursprung, und in den seltensten Fällen wird es durch die Verarbeitung wertvoller: So werden durch Erhitzen beispielsweise Vitamine, Mineralstoffe oder Ballaststoffe entzogen, was zu einer Mangelversorgung führen kann. Auf Dauer konsumiert, macht Fertignahrung müde und schlapp und raubt Ihnen die so notwendige Kraft und Energie.

Die Nahrungsmittelpyramide

Weiter gilt die sogenannte Nahrungspyramide als Grundlage einer gesunden und ausgewogenen Ernährung: Die Basis der sogenannten Nahrungsmittelpyramide ist Wasser, getrunken über den ganzen Tag verteilt. Alle Organe benötigen für ihre vielfältigen Aufgaben Wasser, der Stoffwechsel kann nur bei genügender Flüssigkeitszufuhr seinen zahlreichen Funktionen nachkommen. Trinken wir zu wenig, ist die Blutzirkulation beeinträchtigt, Kreislaufprobleme bis hin zur Verwirrtheit sind die Folgen. Zweiter Teil der Nahrungsmittelpyramide stellt mit breiter Basis die Gemüse- und Obstabteilung dar. Gemüse und Obst versorgt unseren Körper mit ausreichend Vitaminen, Mineralstoffen, Spurenelementen und den so wichtigen sekundären Pflanzeninhaltsstoffen - bei gleichzeitiger Zufuhr von Ballaststoffen und niedriger kalorischer Belastung. Ein Verzehr von 5-10 Portionen Gemüse und Obst pro Tag wird als ideal angesehen. Die Pyramide verengt und verschmälert sich zunehmend: Als nächste Stufe finden wir die Kohlenhydrate, die unseren Körper mit Energie versorgen.

Bevorzugt sollten Sie möglichst wenig verarbeitete Vollkorngetreide verzehren, da diese reich an Ballaststoffen sowie an Mineral- und Nährstoffen sind. Milch- und Milchprodukte wie Joghurt und Käse liefern unserem Körper an erster Stelle wertvolles Eiweiß, zudem sind sie auch fleißige Calciumspender und sorgen für ein starkes Knochengerüst. 3-6 Portionen Milchprodukte sollten auf Ihrem täglichen Speiseplan stehen.

Nur in Maßen sollten Sie dagegen Fleisch, Fisch und Eier verzehren. Aus der umfangreichen Palette dieser tierischen Lebensmittel sollten Sie dem Fisch Priorität einräumen, aufgrund der so wertvollen und vom Körper nicht selbst produzierten mehrfach ungesättigten Fettsäuren. Öle und Fette werden von unserem Körper ebenso aufgrund ihres hohen Gehaltes an ungesättigten Fettsäuren benötigt, sie sollten jedoch wegen ihrer hohen Kaloriendichte nur sehr sparsam verwendet werden. Öle und Fette sorgen zudem für eine Aufnahme von fettlöslichen Vitaminen. Die süßen Verführer wie Schokolade und Eiscreme sollten besonderen Anlässen vorbehalten sein und keineswegs täglich verzehrt werden. Das gleiche gilt für Knabbereien wie Chips und Flips sowie wie für süße Getränke.

Positive Auswirkungen auf die Gesundheit durch entsprechende Ernährung

Ernährt man sich über einen längeren Zeitraum gesund, wird man eine Reihe positiver Veränderungen feststellen. Durch den besseren „Treibstoff" gesunde Nahrung gewinnt der Körper an Energie und Leistungsfähigkeit.

Viele leichtere Befindlichkeitsstörungen verschwinden schon nach kurzer Zeit schlagartig, schwerere Krankheitsbilder können mit der Zeit erheblich gemildert werden.

Positive Effekte durch gesunde Ernährung:

- Ständige Müdigkeit verschwindet, man fühlt sich munter und frisch.
- Trägheit, besonders nach dem Essen, verschwindet.
- Man kommt morgens leichter in die Gänge, das Aufstehen fällt nicht mehr so schwer.
- Kopfschmerzen verschwinden.
- Der Schlaf wird tiefer und erholsamer.
- Konzentrationsstörungen lassen nach, man wird aufmerksamer.
- Man verliert an Gewicht.
- Verdauungsstörungen, Verstopfung und Blähungen verschwinden.
- Sodbrennen und Magenkrämpfe bessern sich.
- Das Immunsystem wird gestärkt, man fängt sich kaum noch Erkältungen ein.
- Das Hautbild verbessert sich, die Haare werden dicker, Cellulite verschwindet.

- Man gewinnt mehr Energie, fühlt sich fitter.
- Man wird ausgeglichener und gewinnt an mentaler Stärke.
- Insgesamt positiver Einfluss auf Körper, Geist und Seele.
- Der Körper wird entgiftet.
- Gefühl für gesundes, natürliches Essen wird gefördert.
- Gesundheit und Wohlgefühl werden gefördert.
- Befindlichkeitsbeschwerden verschwinden mit der Zeit oder bessern sich.
- Die Verdauung wird angeregt, der Stoffwechsel arbeitet effektiver.

Frühstück – Die wichtigste Mahlzeit am Tag

Im Rahmen einer gesunden und kraftspendenden Ernährung ist das Frühstück die wichtigste Mahlzeit des Tages - und entscheidend für einen guten und vitalen Einstieg in den Tag. Morgens sollten Sie sich demnach ruhig ein ausgiebiges und reichhaltiges Frühstück gönnen, das Sie mit Nährstoffen für den vor Ihnen liegenden Tag versorgt. Die alte Regel, morgens wie ein Kaiser zu speisen, hat also noch nicht ausgedient, sondern ist aktueller denn je. Vor dem Frühstück sollten Sie aber stets mit einer kleinen Zeremonie in den Tag starten: Trinken Sie zunächst ein großes Glas lauwarmes Wasser mit etwas frisch gepresstem Zitronensaft. Zusätzlich können Sie dem Wasser noch Ingwer und/oder Brennnessel zugeben. Das lauwarme Wasser ist für den Körper besonders verträglich, der Zusatz von Zitrone, Ingwer und Brennnessel bringt den Stoffwechsel schon am frühen Morgen in Schwung und befreit den Körper von lästigen Schlackenstoffen, die über Nacht angesammelt wurden.

Frisches Obst - Idealer Einstieg in den Tag

Einen optimalen Einstieg in den neuen Tag sichern Sie sich durch den Verzehr von reichlich frischem Obst. Die gesunden Früchte schmecken morgens am besten, und stellen eine ideale Ergänzung zu Müsli und Brei dar. Mit dem Genuss von frischem Obst am Morgen liefern Sie schon am Anfang vom Tag das Rüstzeug für den bevorstehenden Tag.

Reichlich komplexe Kohlenhydrate zum Frühstück

Ein optimales Frühstück besteht außerdem aus komplexen Kohlenhydraten aus Vollkorngetreide. Empfehlenswert sind etwa Haferflocken, Roggenflocken, Dinkelflocken, Erdmandeln, Reis, Hirse, Amaranth oder Quinoa. Je nach persönlicher Vorliebe kann man sich Müsli aus Getreideflocken (z. B. Hafer, Dinkel, Erdmandeln, Reis oder Hirse) oder auch warme und kalte Breis aus Vollkornreis, Buchweizen oder Hirse bereiten.

Ich persönlich liebe es, den Tag mit einem warmen Brei zu beginnen, der sehr bekömmlich ist und gerade an kalten Tagen den Körper mit zusätzlicher Wärme versorgt. Mein Favorit ist hierbei das amerikanische oatmeal (Haferbrei), dem ich erstmals in Chicago auf der Suche nach einem gesunden Frühstück begegnet bin. Das typische oatmeal besteht aus Haferflocken, Zimt, Rosinen und Bananen. Hierzu benötigt man ½ Tasse Haferflocken und 1 Tasse (Pflanzen-)Milch oder 1 Tasse Wasser. Den Haferbrei lässt man eine halbe Stunde ziehen, gibt dann Bananen, Rosinen und Zimt dazu. Fertig ist der leckere Gaumenschmaus. Haferbrei enthält viele Ballaststoffe, die lange sättigend wirken und die Verdauung anregen. Der Blutzuckerspiegel wird auf diese Weise konstant gehalten, so dass Müdigkeit sowie auch Heißhunger auf Süßes entfallen.

Ein tolles Rezept für einen warmen Brei ist auch Quinoa mit Ingwer, Zimt, Bourbonvanille und Obst nach Wahl. Hierzu kocht man ½ Tasse Quinoa mit 1 Tasse Wasser und 1 Tasse (Pflanzen-)Milch, anschließend gibt man nach Belieben weitere Zutaten dazu. Besonders verlockend ist auch Rundkornreis, den man mit (Pflanzen-)Milch oder Wasser aufkocht. Anschließend werden je nach Vorliebe Rosinen, Bananen, Kirschen oder auch Beeren zugesetzt.

Zur weiteren Geschmacksverfeinerung von Müsli eignen sich Datteln, Feigen, Bourbon-Vanille, Kardamom, Zimt, weiter alle Arten von Nüssen wie Walnüsse, Haselnüsse, Mandeln oder Cashewkerne. Ferner können Sonnenblumen- und Kürbiskerne zugesetzt werden, ebenso Kokosflocken, Leinsamen und Weizenkeime. Als Alternativen zu Kuhmilch können Sie Mandel-, Reis-, Kokos-, Haselnuss-, Hafer-, Soja- oder Dinkelmilch verwenden.

Besonders gesund und schmackhaft ist auch das Bircher-Benner-Müsli, das man ohne weiteres selbst aus Haferflocken, Amaranth, Apfelstücken, Mandeln, Rosinen und etwas Sonnenblumenöl zubereiten kann. Wichtig ist es, das Müsli ausreichend lange ziehen zu lassen, um den typischen Geschmack zu erreichen. Wie Sie sehen, können Sie bei der schier endlosen Vielfalt der Getreide- und Obstsorten jeden Tag ein neues Müsli zaubern, Langeweile und Eintönigkeit werden mit Sicherheit nicht aufkommen.

Erdmandeln – Besonders zu empfehlen für ein gesundes und schmackhaftes Müsli

Während die meisten Getreidearten, aus denen sich ein Frühstücksmüsli zusammensetzt, sauer verstoffwechselt werden, stellen Erdmandeln eine wohltuende Ausnahme dar. Erdmandeln werden basisch verstoffwechselt und legen damit schon am Morgen den Grundstein für einen ausgeglichenen Säure-Basen-Haushalt. Die Erdmandel (auch Chufa genannt) ist eine im Mittelmeergebiet heimische Pflanzenart aus der Gattung der Zypergräser. Neben basischen Inhaltsstoffen besteht die Erdmandel zu mehr als 25 % aus wertvollen ungesättigten Fettsäuren. Weiter ist die Erdmandel sehr ballaststoffreich und sättigt daher schon am Morgen ausreichend und verhindert somit ein Abfallen des Blutzuckerspiegels, der sich in unangenehmer Müdigkeit äußern kann. Es lohnt sich also aus vielerlei Gründen, die Erdmandel näher kennenzulernen und regelmäßig in den Speiseplan einzubauen.

Kleine Snacks für zwischendurch

Kleine Zwischenmahlzeiten sind im Rahmen einer gesunden und vitalisierenden Ernährung durchaus erlaubt und sogar erwünscht, um den Blutzuckerspiegel konstant zu halten. In Frage kommen hier an erster Stelle natürlich wieder rohes Obst und Gemüse. Ab und zu kann man sich auch mit Datteln, Trockenobst und Nüssen Abwechslung verschaffen.

Datteln – Süßer Leckerbissen für zwischendurch

Für Süßschnäbel bieten sich Datteln als gesunder Leckerbissen für zwischendurch an. Denn Datteln - die Frucht aus heißen, trockenen Ländern - sind zuckersüß und bieten gerade Naschkatzen eine gesunde Alternative zu Schokolade und Eis. Obwohl Datteln einen Zuckergehalt von ca. 70 % enthalten, sind sie trotzdem keine Dickmacher. Durch einen hohen Anteil an leicht verdaulichem Zucker und Eiweiß besitzen Datteln einen sehr hohen Nährwert und liefern zudem wichtige Mineralstoffe und Vitamine. Datteln sind also ein gesunder Snack und die bessere Alternative zu Schokolade und Bonbons. Durch rasch verfügbare Kohlenhydrate verhindern Datteln ein rasches Abfallen des Blutzuckerspiegels, wodurch lähmende Müdigkeit vertrieben wird.

Außerdem wird durch die Kohlenhydrate in Datteln der Serotoninspiegel konstant gehalten. Das Glückshormon Serotonin sorgt wiederum für Ruhe, Entspannung und Konzentration.

Trockenobst

Wer gerade kein frisches Obst zur Hand hat, kann auch auf Trockenobst als Zwischenmahlzeit zurückgreifen. Trockenobst beruhigt die Nerven, ohne die nachteiligen Wirkungen von Schokolade zu haben. Außerdem liefert Trockenobst dem Körper eine große Menge an Kohlenhydraten, Vitaminen und Mineralstoffen – die kleinen Früchte eignen sich also vorzüglich als Kraft- und Powerspender. Ob Ananas, Apfel, Aprikose, Banane, Birne, Brombeere, Cranberry, Dattel, Feige, Kirsche, Mango, Papaya, Pflaume, Pfirsich, Rosine – diese und noch viel mehr Früchte sind als Trockenobst erhältlich. Bitte achten Sie darauf, dass das Trockenobst ungeschwefelt und ungezuckert ist.

Nüsse

Auch eine Handvoll Nüsse oder Samen spendet an einem langen Arbeitstag neue Power und Vitalität. Walnüsse, Mandeln, Haselnüsse, Kürbiskerne, Leinsamen, Sonnenblumenkerne – greifen Sie zwischendurch ruhig zu bei diesen kleinen Gesundheitsspendern. Nüsse sind Nervennahrung pur, da sie einen hohen Gehalt an Magnesium und B-Vitaminen aufweisen. Und Vitamin E schützt vor oxidativem Stress und vor freien Radikalen.

Gesund essen - Auch im Büro klappt's

Auch im Büro kann's gesund zugehen. Es müssen nicht immer belegte Brötchen und süße Riegel vom Kiosk an der Ecke sein. Nehmen Sie sich reichlich Obst und Gemüse für zwischendurch an den Arbeitsplatz mit und naschen Sie nebenbei auch Mandeln, Oliven und Trockenobst. Als Muntermacher sollten Sie nicht zur Kaffeekanne greifen, sondern Salat und Wasser bevorzugen - und lieber einmal mehr die steifen Glieder recken und strecken. In der Kantine lassen Sie Salat, Gemüse und Kartoffeln zur Regel werden - Fleisch, Nudeln und Eiern zeigen Sie dagegen besser die kalte Schulter.

Zucker macht müde und schlapp

Zucker - Nicht süßer Spaß, sondern toxischer Teufel

Lebensmittel und Getränke mit einem hohen Zuckergehalt machen bedauerlicherweise bei vielen von uns einen großen Anteil an unserer Ernährung aus. Das fängt bereits morgens beim Frühstück an. Beispielsweise das Müsli - was nach einem gesunden Start in den Tag klingt, ist leider oft genau das Gegenteil. Besonders tückisch sind hierbei Fertig- und Knuspermüslis, die bis zu 25 % Zucker enthalten - solche Müslis sind weit davon entfernt, gesund zu sein - und gebührte ihnen im Supermarkt eher ein Platz in der Süßwarenabteilung denn in der Cerealienecke. Es ist aber nicht nur das Müsli, auch die beliebten Nuss-Nougat-Cremes und andere süße Brotaufstriche sind letztlich keinen Deut besser. Und nach dem Frühstück sieht es im weiteren Verlauf des Tages oft nicht besser aus, was die Zuckerbilanz betrifft. Da werden als Zwischenmahlzeit „gesunde Energiespender" wie Müsli- und Schokoriegel verzehrt, die geballte Kraft für den Tag schenken sollen - in Wirklichkeit aber nur so vor Zucker strotzen.

Als Getränke werden den lieben langen Tag zuckerhaltige Limonaden sowie auch Heißgetränke wie gezuckerter Tee, heiße Schokolade, Cappuccino usw. in rauen Mengen geschlürft - und aufgelöst in Flüssigkeit werden die Zuckermassen zur versteckten Zuckerfalle.

Denn der Zucker in Getränken leuchtet ja nicht wie der Speckrand an einer Scheibe Schinken.

Nach dem Mittagessen folgt als krönender Abschluss der Mahlzeit das süße Dessert, im Laufe des Nachmittags folgen Pralinen als „Nervennahrung" und Gaumenkitzel, und die obligatorische Kuchentafel darf zumindest am Wochenende nicht fehlen. Abends dann noch die Schokolade zum Krimi und anschließend das Betthupferl zur Nacht. Und ruck, zuck haben wir bei unserem täglichen Zuckerkonsum jedes tolerierbare Limit überschritten. Und obwohl der Zuckerverbrauch seit Jahrzehnten relativ konstant geblieben ist, schlägt der durchschnittliche Pro-Kopf-Zuckerverbrauch mit etwa 35 Kilogramm pro Jahr - oder anschaulicher ausgedrückt etwa 120-150 g pro Tag - doch gewaltig zu Buche. Aber ist denn Zucker wirklich so ungesund?

Nun, um die schädliche Wirkung des Zuckers auf die Zähne weiß jedes Kind - aber die Zähne kann man ja putzen und zur Prophylaxe beim Zahnarzt geht man obendrein. Aber die schädliche Wirkung des Zuckers betrifft freilich nicht nur die Zähne, sondern den gesamten Organismus. Die zerstörende Wirkung des Zuckers auf die Zähne beruht auf der Umwandlung des Zuckers in Säure, diese durchbohrt den Zahnschmelz und lässt so Löcher entstehen. Auch der Zusammenhang zwischen einem hohen Zuckerkonsum und Übergewicht ist gemeinhin bekannt.

Kohlenhydrate in Form von Zucker, die vom Körper nicht in Energie umgewandelt und verbraucht werden, werden als Energiereserven in Gestalt von Fett gespeichert, auf welches der Körper in Notzeiten zurückgreifen könnte - bei der allgemein verbreiteten Überernährung und Bewegungsarmut tritt ein solcher Notstand aber nur mit sehr geringer Wahrscheinlichkeit ein.

Ein zu hoher Zuckergehalt in der Nahrung ist neben einer genetischen Komponente auch die Hauptursache für Stoffwechselerkrankungen wie Diabetes. Durch weißen Industriezucker wird Zucker in konzentrierter Form gleichsam mit einem Schlag verabreicht, so dass die Bauchspeicheldrüse wahre Höchstleistungen vollbringen muss, um den Blutzuckerspiegel wieder zu senken und auch konstant zu halten. Durch diese anhaltende Überforderung wird die Bauchspeicheldrüse geschwächt und ist am Ende nicht mehr in der Lage, die erforderliche Menge an Insulin auszuschütten, um den Blutzuckerspiegel konstant zu halten. Dieser unschöne Zustand kennzeichnet dann das Vollbild des Diabetes. Außerdem wirkt Zucker säurebildend, einzig unraffinierte Zuckerarten wie beispielsweise brauner Vollrohrzucker und Ahornsirup kann man den neutralen Lebensmitteln zuordnen, weshalb diese den raffinierten Zuckern vorzuziehen sind.

Zucker schwächt weiterhin das Immunsystem und raubt dem Körper Mineralstoffe wie Calcium und Vitamine wie B 1.

Sehr interessant und weitaus weniger bekannt ist dagegen der hochsignifikante Zusammenhang zwischen dem jährlichen Zuckerverbrauch in einem Land und der Häufigkeit depressiver Erkrankungen. Über den kausalen Zusammenhang zwischen hohem Zuckerkonsum und Depression wird in der Forschung intensiv spekuliert - unter anderem ist denkbar, dass sich ein vermehrter Zuckerkonsum auf die Konzentration der Endorphine auswirkt (ein Mangel an Endorphinen kann bei der Entstehung von Depressionen beteiligt sein) und auch, dass ein süßer Geschmack Hirnzentren aktiviert, die bei der Entstehung der Depression eine Rolle spielen.

Auch Bluthochdruck kann seine Ursache u. a. in einem Zuviel an Zucker haben. So kann ein erhöhter Insulingehalt im Blut aufgrund von ausgiebigem Zuckerkonsum die Gefäßinnenwände angreifen und damit einer Arterienverkalkung Vorschub leisten. Und eine Arterienverkalkung birgt bekanntlich eine stete Gefahr für Bluthochdruck und Schlaganfall. Zudem – und das interessiert in diesem Zusammenhand in erster Linie - ist Zucker einer der größten Feinde im Kampf gegen Erschöpfung und Müdigkeit. Zum einen führt Zucker zu einer Übersäuerung des Körpers, wodurch dem Körper wichtige Mineralien wie Magnesium und Calcium entzogen werden. Zudem führt eine chronische Übersäuerung des Körpers zu Ablagerungen von Schlacken, was wiederum sämtliche Stoffwechselprozesse drosselt - die Körperzellen können so nur noch unzureichend mit Energie und Nährstoffen versorgt werden.

Weiter führt Zucker dazu, dass der Insulinspiegel rasant ansteigt, um den Blutzuckerspiegel zu senken. Ständig hohe Insulinspiegel schwächen den Körper, andererseits führt der anschließende Blutzuckerabfall zu Müdigkeit, Schwäche und Schlappheit. Außerdem entzieht Zucker dem Körper die für die Nerven so wichtigen B-Vitamine B 1, B 3, B 6 und Folsäure, außerdem raubt Zucker dem Körper Magnesium und Calcium. Diese für die Abwehr von Stress und Erschöpfung so wichtigen Vitamine und Mineralstoffe stehen dem Körper somit nicht mehr in ausreichendem Maße zur Verfügung. Aber das ist noch nicht alles: Ein zu hoher Konsum an Zucker kann zu Verdauungsstörungen, zu Leberschwäche und zu einem Pilzbefall im Darm führen. Diese Krankheiten stehen aber nicht für sich isoliert da, sondern sie können einer chronischen Erschöpfung weiteren Vorschub verschaffen. Auch eine durch zu viel Zucker verursachte Immunschwäche kann zu Müdigkeit, Schwäche und mangelnder Vitalität führen.

Erschöpfung durch Übersäuerung

Erschöpfungszustände und ständige Müdigkeit sind zu einem großen Teil auch durch chronische Übersäuerung des Körpers bedingt – denn bei jeder Form der Übersäuerung laufen negative und gesundheitsschädliche Vorgänge in unserem Körper ab. Umgekehrt hat die „ausgelaugte" Person zu wenig Basen, der Körper gerät in einen Zustand der Kraftlosigkeit und Schwäche. Denn wichtige Mineralstoffe wie Magnesium, das an zahlreichen Stoffwechselvorgängen beteiligt ist, gehen im Kampf gegen die Übersäuerung verloren und werden zur Neutralisation der Säuren benötigt. Gerade Magnesium, das im Kampf gegen Erschöpfungszustände einen wichtigen Beitrag leistet, fehlt infolgedessen dem Körper.

Was aber ist die ideale Ernährung zur Wiederherstellung eines ausgeglichenen Säure-Basen-Haushalts? Frisches Obst und Gemüse - diese Nahrungsmittel spielen nicht nur aufgrund ihres hohen Vitamingehalts und aufgrund der sekundären Pflanzeninhaltsstoffe wie Flavonoiden eine ganz wichtige Rolle in der Gesundheitsprävention - sondern auch hinsichtlich der Wiederherstellung oder Erhaltung eines ausgeglichenen Säure-Basen-Haushalts.

Als Faustregel gilt, dass die meisten pflanzlichen Lebensmittel basenbildend wirken, d. h. ein Großteil der Gemüse- und Obstsorten, sowie auch Kräuter und Keimlinge.

Säurebildende Lebensmittel

Nun sollen Ross und Reiter aber konkret genannt werden und Ihnen die Auflistung aller säurebildenden Lebensmittel nicht vorenthalten werden. Ausschlaggebend dafür, ob ein Lebensmittel sauer oder basisch wirkt, ist übrigens nicht immer der Geschmack - sondern, ob das Endprodukt nach der Verarbeitung durch den Stoffwechsel sauer oder basisch reagiert. Säurebildende Nahrungsmittel enthalten oftmals ursprünglich per se keine Säure, produzieren aber als Stoffwechselprodukte Säuren oder saure Substanzen. Und das ist die Crux bei der Sache: Diese Art der säurebildenden Nahrungsmittel schmeckt nicht sauer, sie scheinen neutral oder gar basisch zu sein. Wer denkt beim Verzehr von Pralinen oder Schokolade schon an im Körper entstehende Säuren? Allenfalls ist man sich der kalorischen Belastung durch die süßen Sünden bewusst. Und so ist man bereits unwissend in die Säure-Falle getappt.

Bei einer bestehenden Übersäuerung des Körpers ist die erste und einfachste Maßnahme die Zufuhr von basenbildender Nahrung, bei gleichzeitiger Reduzierung von säurebildender Kost.

Tierische Eiweiße wie Fleisch, Wurst, Fisch, Eier wirken säurebildend

Hauptproblem beim tierischen Eiweiß ist neben der Säurebelastung auch das tägliche Zuviel an Eiweiß in Fleisch und Wurst.

Während ein erwachsener Mensch täglich 30 bis 60 g Eiweiß (enthalten in einer Portion Fisch oder Fleisch) benötigt, beträgt die tatsächliche Eiweißzufuhr in den westlichen Industrieländern 80 bis 150 g pro Person und Tag. Diese Zahlen bedürfen keiner weiteren Erklärung, ein Großteil der Menschen überschreitet die empfohlene Eiweißmenge bei weitem, nicht wenige leiden sogar unter einer sogenannten „Eiweißmast". Für viele Menschen ist eine Mahlzeit ohne Fleisch unvollkommen, für Beilagen wie Salat und Gemüse ist eher eine Nebenrolle vorgesehen.

Abgesehen von ethischen Betrachtungen, mit denen wir durch die heutige Massentierhaltung konfrontiert werden, sowie von Medikamentenrückständen im Fleisch - welche jeder Hausapotheke Paroli bieten könnten - ist die unausweichliche Folge des übermäßigen Fleischverzehrs die gnadenlose Übersäuerung unseres Körpers.

Denn Eiweiß aus tierischem Protein wird in Salze der Schwefel- und Phosphorsäure umgewandelt. Schwefel- und Phosphorsäuren sind wiederum starke Säuren, und werden zudem auch sauer verstoffwechselt. Weiterhin entsteht beim Abbau von Eiweiß Harnsäure, die als Vorreiter bei der Entstehung der Gicht allgemein bekannt ist. Die säurebildende Wirkung variiert bei den einzelnen Fleischsorten übrigens nur gering. Gegen den Genuss von Fleisch in Maßen ist natürlich nichts einzuwenden - nach Möglichkeit sollte man aber Fleisch aus artgerechter und biologischer Landwirtschaft bevorzugen und den Verzehr von Fleisch und Wurst stark einschränken.

Milchprodukte wie Käse, Quark, Joghurt, Sahne wirken leicht säuernd

Milch und Milchprodukte wie Käse und Joghurt werden im Körper zu leicht sauren Endprodukten umgewandelt, was aber durch deren hohen Mineralstoffgehalt teilweise ausgeglichen wird. Nur Rohmilch selbst wirkt leicht basisch - allerdings ist die im Handel erhältliche Milch fast durchweg pasteurisiert. Pasteurisierte Milch ist aber chemisch verändert und wirkt als Endprodukt säuernd. Rohmilch dagegen ist fast nur noch beim Bauern zu beziehen, jedoch ist hier eine eventuelle Keimbelastung zu berücksichtigen. Alle Käsesorten wirken ebenfalls säuernd, wobei es Unterschiede zwischen den einzelnen Sorten gibt: So wirkt beispielsweise Parmesan stärker säuernd als zum Beispiel Frischkäse; und einzig Käse aus Rohmilch wirkt leicht basenbildend. Zu beachten ist weiterhin, dass stark molkehaltige Milchprodukte wie Quark und Joghurt von stark übersäuerten Menschen oft nicht vertragen werden.

Getreide (Hafer, Weizen, Gerste): Gesund, aber säurebildend

Bei der Verdauung der oben genannten Getreide-arten wird im Körper Säure gebildet - und dies passiert unabhängig davon, ob wir das Getreide in Form von ganzen Körnern, Flocken, Mehl oder verarbeitet in Form von Teigwaren oder Gebäck zu uns nehmen. Zwischen Vollkorngetreide und raffiniertem Getreide (z. B. geschältem Reis, Weiß-brot usw.) gibt es übrigens keinen Unterschied in Bezug auf die Säureproduktion. Trotzdem sind Vollkornprodukte natürlich vorzuziehen, da de-ren Mineralstoff- und Vitamingehalt viel höher ist. Das volle Korn verfügt zudem über genügend Ballaststoffe, welche die Verdauung anregen und zu einer längeren Sättigung führen. Auch führen die im Vollkorn enthaltenen Mineralstoffe dem Körper wiederum Basen zu, so dass die Säure-belastung zum Teil wieder ausgeglichen werden kann. Als Faustregel gilt, dass ein Getreidekorn einen umso geringeren Anteil an säurebildendem Eiweiß enthält, und umso mineralstoffreicher ist, je kleiner das Getreidekorn ist. Große Getreide-körner wie Weizen, Roggen, Hafer und Reis sind z. B. viel säurebildender als die kleinen Körner Amaranth oder Quinoa.

Zucker, zuckerhaltige Backwaren wie Kuchen und Torten, Schokolade: Nicht nur Kalorienbomben, sondern auch säurebildend

Zucker selbst sowie alle zuckerhaltigen Produkte wirken stark säurebildend, da durch die Gärung von Zucker Säuren entstehen. Einzig unraffinierte Zuckerarten wie beispielsweise brauner Vollrohrzucker und Ahornsirup kann man den neutralen Lebensmitteln zuordnen, weshalb diese den raffinierten Zuckern vorzuziehen sind. Die schädliche Wirkung des Zuckers beruht natürlich nicht nur auf seiner säurebildenden Wirkung: Zucker raubt dem Körper auch Mineralstoffe wie Calcium und Vitamine wie B 1. Zucker schwächt weiterhin das Immunsystem und kann Stoffwechselkrankheiten wie Diabetes auslösen. Und um die schädigende Wirkung des Zuckers auf den Zahnschmelz weiß bereits jedes Kind.

Fette und Öle: Je raffinierter, desto gefährlicher

Besonders gehärtete oder raffinierte Fette und Öle sowie tierische Fette wie Schmalz wirken stark säurebildend. Diese Fette sind also nicht nur wegen ihrer hohen Kalorienzahl und ihrer bedenklichen Wirkung auf die Gesundheit (raffinierte Fette spielen eine Rolle bei der Entstehung bestimmter Krebsarten), sondern auch wegen der Säurebildung stark einzuschränken. Kalt gepresste, schonend hergestellte pflanzliche Öle wirken im Stoffwechsel dagegen neutral und gehören wegen ihrer wertvollen ungesättigten Fettsäuren zu jeder gesunden Ernährung.

Zusätze in Nahrungsmitteln wie Konservierungsstoffe, Farbstoffe, Geschmacksverstärker wie Glutamat oder Süßstoffe wie Aspartam

Oft versteckte, aber nicht minder gefährliche Säurebildner.

Geschmack kann man trainieren und andere Grundsätze

Geschmack kann man trainieren

Was uns schmeckt, ist zum Großteil durch Erziehung und Gewohnheiten bestimmt - bereits im Mutterleib wird Geruch und Geschmack der von der Mutter konsumierten Speisen auf das Ungeborene übertragen. Davon profitiert die Nahrungsmittelindustrie, die unseren Gaumen an alle erdenklichen Zusatzstoffe und Geschmacksverstärker gewöhnt - der Kunde wird regelrecht süchtig nach Fertigprodukten und kauft diese immer und immer wieder. Unser Geschmackssensorium wird durch alle Arten von Aromastoffen überstimuliert und empfindet bei natürlicher Nahrung oft keinen ausreichenden Reiz mehr. Die positive Nachricht aber ist, dass das Geschmacksempfinden ausgetüftelt ist und sich auch wieder umtrainieren lässt. Versuchen Sie also, Ihren Geschmack nach und nach an unverfälschte Nahrung zu gewöhnen und erlernen und erleben Sie den Genuss naturnaher Kost.

Nach und nach geht's leichter

Beginne nicht mit einem großen Vorsatz, sondern mit einer kleinen Tat, heißt ein weiser Spruch, der auch in Bezug auf unser Essverhalten Gültigkeit hat. Denn unsere oft über Jahre und Jahrzehnte erworbenen Essgewohnheiten lassen sich nicht von heute auf morgen über den Haufen rennen. Zuviel Antrieb schadet der Sache eher und lässt Sie vorzeitig aufgeben. Krempeln Sie Ihre Essgewohnheiten langsam und schrittweise um - öfters Fisch anstelle von Fleisch, Datteln am Nachmittag anstelle von Pralinen, und Kartoffeln anstelle von Weißmehl-Nudeln. So gelangen Sie langsam, aber sicher ans Ziel.

Abwechslung

Bringen Sie Abwechslung in Ihren Speiseplan und erteilen Sie jeder Eintönigkeit eine klare Absage. So stellen Sie nicht nur sicher, dass Sie von allen Vitaminen, Mineralstoffen und Spurenelementen eine ausreichende Menge zu sich nehmen - gleichzeitig verhindern Sie durch das ständige Wiederholen der Speisen ein Zuviel an Schadstoffen, die in bestimmten Nahrungsmitteln gehäuft vorkommen.

Da jedes Lebensmittel auch sein ganz eigenes Spektrum an wertvollen Inhaltsstoffen birgt, ist eine ausgewogene Ernährung immer auch vielfältig und abwechslungsreich. Und Kurzweil im Ernährungsplan macht Spaß und lässt uns die Nahrung nochmal viel besser schmecken.

Essen mit Genuss und Freude

Essen sollte stets ein Genusserlebnis sein, ein Fest für Augen und Gaumen. Lassen Sie also bei Beachtung aller Spielregeln niemals den Genuss außer Augen. Machen Sie jede Ihrer Mahlzeiten zu einem kleinen Fest. Richten Sie Ihr Essen auf schönem Geschirr an, zerschneiden Sie es mit edlem Besteck und legen Sie stets schöne Servietten parat. Warum sollten Sie zu einem schönen Essen nicht auch Kerzen anzünden und im Hintergrund leise und unaufdringliche Musik spielen lassen? Zelebrieren Sie ihre Mahlzeiten, genießen Sie diese. Studieren Sie nicht zwanghaft Ernährungstabellen, sondern hören Sie auf Ihren Instinkt, der Ihnen den richtigen Weg weist. Sich gesund ernähren, heißt keinesfalls, zu verzichten, und sich zu kasteien. Auch der übermäßige Drang nach gesunder Ernährung kann wiederum ungesund sein - also das Gesamtkonzept im Auge behalten, und sich nicht an Kleinigkeiten festhalten.

Nehmen Sie also Bagatellen nicht zu ernst, sondern seien Sie sich gewahr, dass auch der Weg das Ziel ist. Und seien Sie, während Sie essen, mit voller Konzentration bei den Mahlzeiten, legen Sie die Zeitung oder das Kreuzworträtsel beiseite und genießen Sie jeden einzelnen Happen. Die Zeitung kann bis später warten und keine Büroarbeit ist so wichtig, dass sie während des Essens erledigt werden müsste.

Richtiges Kauen - Von den Kühen lernen

Auch von unseren tierischen Freunden, den Kühen, kann der Mensch noch einiges abschauen und lernen: etwa gründliches Kauen. Denn wer kaut heutzutage seine Nahrung noch gründlich und bewusst? Die wenigsten von uns nehmen sich doch Zeit zum genussvollen Essen. Morgens rasch die Stulle im Auto, das Mittagessen dann im Stehen, nachmittags den Apfel am Computer und den Schokoriegel am Telefon. Immer muss es schnell gehen, da bleibt kaum Zeit, Bissen für Bissen zu kauen. Statt zu essen schlingen wir regelrecht. Gründliches Kauen ist aber für die Vorbereitung und Verwertung unserer Nahrung immens wichtig.

So wird durch Kauen und durch die Enzyme im Speichel bspw. das Brotstück bereits im Mund in seine einzelnen Bausteine zerlegt - vor allem in Stärke- und Zuckermoleküle.

Da durch langsames Kauen die Zerlegung der Nahrung schon vorbereitet wird, treten Verdauungsbeschwerden wie Sodbrennen oder Blähungen seltener auf. Nicht zu Unrecht sagt der Volksmund „gut gekaut ist halb verdaut". Und weil richtiges Kauen auch eine Wirkung auf die Insulinausschüttung und die Insulinproduktion hat, bedeutet anhaltendes Kauen letztlich sogar eine Vorbeugung gegen Diabetes und Übergewicht. Aber was heißt gründliches Kauen eigentlich genau, werden Sie vielleicht fragen. Als Faustregel gilt, dass jeder Bissen 32 Mal gekaut werden sollte. Wem das zu umständlich oder zu kompliziert ist, kann stattdessen auch so lange kauen, bis die Nahrung flüssig geworden ist.

Chronische Müdigkeit aufgrund gestörter Darmflora

Der Darm kann sowohl eine Quelle der Gesundheit und der Vitalität sein, gleichermaßen aber auch für alle Arten von Krankheiten verantwortlich sein. Dass Magen-Darm-Erkrankungen wie Morbus Crohn oder Durchfall und Verstopfung auf eine gestörte Darmflora zurückgeführt werden können, dürfte ohne weiteres klar sein. Aber auch chronische Müdigkeit und Erschöpfung können durch eine Dysbalance in der Darmflora ausgelöst werden. Denn im Darm liegt das größte Abwehrorgan des Körpers, das sogenannte darmassoziierte Immunsystem - so sind sage und schreibe 80 % der Immunzellen im Darm lokalisiert. Für die Gesunderhaltung des Immunsystems im Darm ist die Darmflora verantwortlich - als solche wird die Gesamtheit aller Mikroorganismen, die im Darm leben, bezeichnet.

Die Darmflora umfasst Milliarden kleinster Lebewesen, die sich aus etwa 500 verschiedenen Arten zusammensetzen. Diese fleißigen Helfer des Immunsystems sind nicht nur für immunologische Vorgänge im Darm, sondern im gesamten Körper, zuständig.

So verhindern die Mikroorganismen, dass sich Krankheitserreger wie Viren, Bakterien und Pilze in der Darmschleimhaut einnisten und Infektionen auslösen können. Krankheitserreger werden zudem gezielt bekämpft.

Im Darm werden Abwehrstoffe gegen Krankheitserreger gebildet, welche über die Blutbahn und das Lymphsystem im ganzen Körper verteilt werden und überall dort zuschlagen, wo Keime eindringen.

Die Darmflora wird u. a. durch die Zufuhr von Ballaststoffen (Gemüse und Vollkornprodukte) und Probiotika (Joghurt mit Lactobazillen oder Bifidobakterien, Kefir, Buttermilch, Sauerkraut) gesund erhalten. Falsche Ernährung, Stress, eine ungesunde Lebensführung, bestimmte Medikamente (Antibiotika, Hormone, Cortison) sowie Krankheitserreger schädigen dagegen die Darmflora, es kommt zu einem Ungleichgewicht der Mikroorganismen, bei dem schädliche Darmbakterien die Oberhand gewinnen. Erste Anzeichen einer Dysbalance der Darmbakterien sind Blähungen, Krämpfe im Darm, Durchfall sowie stark riechender Stuhl. Bei langfristiger Schädigung der Darmflora breiten sich giftige Stoffwechselprodukte aus, die den Darm belasten. Zudem können Fremd- und Schadstoffe nicht mehr ausreichend abgewehrt werden.Die Immunzellen im Darm können nicht mehr optimal arbeiten, die Abwehrkräfte werden geschwächt, was gleichzeitig mit dem vermehrten Auftreten von Krankheiten einhergeht. Weiter können Toxine nicht mehr aus dem Körper ausgeschieden werden, was zu einer schleichenden Vergiftung des Körpers führt. Folgen sind u. a. chronische Erschöpfung, bleierne Müdigkeit und Kraftlosigkeit. Um die Darmflora zu sanieren, ist neben dem Vermeiden von Stress und anderer schädigender Einflüsse die Gabe von Probiotika (Bifidobakterien, Lactobacillobakterien) zu empfehlen. Auch der Verzehr von reichlich Gemüse führt dazu, dass sich gesunde Darmbakterien wieder vermehren können.

Krankheiten, die zu chronischer Müdigkeit und Erschöpfung führen können

Natürlich sind es nicht nur Stress im Beruf und private Sorgen, die zu schleichender Erschöpfung und chronischer Müdigkeit führen können. Es gibt darüber hinaus eine ganze Palette von Krankheiten, die zu einer ausgeprägten Kraftlosigkeit und zu einer anhaltenden Schwäche führen können. In diesen Fällen gilt es natürlich, zunächst die Grunderkrankung zu behandeln. In einigen Fällen, z. B. bei Eisen- oder Flüssigkeitsmangel ist es ein Leichtes, die Ursache der Erschöpfung zu beheben.

Auch die Behandlung einer Schilddrüsenerkrankung – Schilddrüsenunterfunktion führt sehr häufig zu Müdigkeit und kann mit Schilddrüsenhormonen erfolgreich behandelt werden - ist durch einen Endokrinologen (Fachmann für Hormonerkrankungen) ohne weiteres in den Griff zu bekommen. Dass die Behandlung von schweren, chronische Müdigkeit verursachenden Erkrankungen, ein langwieriges und schwieriges Unterfangen ist, braucht an dieser Stelle freilich nicht betont werden.

Krankheiten die zu chronischer Müdigkeit führen können:

- Angststörungen
- Hoher/niedriger Blutdruck
- Burnout
- Depressionen
- Diabetes
- Eisenmangel
- Flüssigkeitsmangel
- Herz-Kreislauf-Erkrankungen
- Infektionskrankheiten
- Medikamente (u. a. Schlafmittel, Antidepressiva, Antihistaminika)
- Morbus Parkinson
- Multiple Sklerose
- Rheumatoide Arthritis
- Schilddrüsenerkrankungen
- Schlafstörungen
- Toxine, z. B. Quecksilber
- Tumorerkrankungen
- Vitaminmangel

Ausreichender Schlaf hält gesund

Ausreichender Schlaf ist ein ganz sicheres Bollwerk gegen Erschöpfung und Müdigkeit. Grund dafür ist, dass der Körper Ruhe und Erholung braucht, um sich angemessen zu regenerieren. So werden im Schlaf neue Zellen gebildet, bereits vorhandene Zellen wachsen besser und geschädigte Zellen werden repariert. Freie Radikale, die Krankheiten auslösen können, werden dagegen während des Schlafs vernichtet, ebenso alle Arten von Krankheitserregern wie Viren, Bakterien und Pilze. Nicht umsonst heißt es im Volksmund „sich gesund schlafen", durch einen erholsamen Schlaf werden die Lebensgeister wieder geweckt und alle Körperfunktionen einem Verjüngungsprozess unterzogen. Die Regenerationsprozesse finden hauptsächlich in der ersten Hälfte des Nachtschlafs statt, in der sogenannten Phase des Tiefschlafs, zwischen 23 und 3 Uhr. Die optimale Schlafdauer ist individuell verschieden, durchschnittlich benötigt ein Mensch 7-8 Stunden Schlaf.

Zu wenig Schlaf schwächt das Immunsystem, schädlich sind jedoch auch zu viel Schlaf und ein gestörter Tag-Nacht-Rhythmus, etwa durch Schichtarbeit. Auch die Schlafqualität ist von entscheidender Bedeutung – wer nachts sehr unruhig schläft und morgens wie gerädert aufwacht, ist morgens nicht ausreichend erholt. Die optimale Schlaftemperatur liegt zwischen 16 und 19 °C. Idealerweise sollte das Schlafzimmer nachts nicht beheizt werden, bei Bedarf greife man eher zu einer dicken Bettdecke und ggf. zusätzlich zu einer Bettflasche. Vor dem Schlafengehen sollte man das Fenster einige Minuten lang komplett öffnen, um für genügend frische und unverbrauchte Luft zu sorgen. Die Luftfeuchtigkeit im Schlafzimmer sollte zwischen 40 und 55 % liegen.

Zur Autorin

Dr. Angela Raab geb. Fetzner, geboren in Bad Kissingen, ebenda auch aufgewachsen. Studium der Pharmazie in Würzburg, anschließend Approbation zur Apothekerin. Aufbaustudium der Pharmaziegeschichte in Marburg, Abschluss als Pharmaziehistorikerin. Dort auch Promotion zum Dr. rer. nat.

Seit 1996 bis dato Arbeit in öffentlichen Apotheken und Krankenhausapotheken in ganz Deutschland sowie der Schweiz. Daneben Seminartätigkeit im In- und Ausland.

Ein herzliches Dankeschön

an dieser Stelle an alle werten Leserinnen und Leser.

Wenn Ihnen mein Ratgeber gefallen hat und dieser für Sie nützlich ist, würde ich mich über eine kurze Rezension freuen.

Lob, Kritik oder Anregungen können Sie mir gerne auf meiner Facebook-Seite:
https://www.facebook.com/AngelaFetzner

oder auf meiner Autorenhomepage mitteilen:
http://www.angela-fetzner.de

Bücher von Dr. Angela Fetzner

Finden Sie alle auf der Autorenhomepage:
http://www.angela-fetzner.de

Hier können Sie sich auch für meinen Newsletter anmelden, um regelmäßig Informationen über neue Bücher, Preisaktionen, Verlosungen und Gesundheitstipps zu erhalten.

Außerdem finden Sie meine E-Books in allen führenden Online Shops und die Druckbücher im Versand- und Standardbuchhandel.

Qualität im Zeichen des Mörsers

Warum Qualität im Zeichen des Mörsers?

Warum Fachbuch, Sachbuch und Ratgeber in den Bereichen Medizin, Pharmazie und Gesundheit besser nicht von Laien geschrieben werden sollten? Nun, die Gründe liegen auf der Hand – gerade in diesem sensiblen Bereich ist eine genaue, fachlich kompetente Überprüfung der Inhalte erforderlich. Im Zuge der an sich positiven Öffnung des Buchmarkts ergeben sich leider aber auch Märkte für Betrüger, Scharlatane und selbst ernannte Experten. Deshalb sollte der Leser VOR dem Kauf eines Buches wissen, wer wirklich als Autor dahinter steht. Ein Großteil der Gesundheitsbücher wird von Laien geschrieben, welche über keinerlei medizinische oder pharmazeutische Ausbildung verfügen. Damit diese Tatsache dem Leser nicht auffällt, schreiben diese Autoren unter einem Pseudonym und legen großartige, gefälschte Autorenprofile an, in denen sie wahlweise Ärzte, andere Doktoren, Ernährungswissenschaftler, Ernährungsberater, Heilpraktiker, Coachs oder Psychologen sind.

Dazu kommen noch gefakte (käufliche) Fotos von jungen, dynamisch wirkenden Personen – welche diese Autoren aber natürlich gar nicht sind. Der Fantasie des Betrugs sind hier keinerlei Grenzen gesetzt.

Auf diese Weise wollen diese Fake-Autoren Kompetenz vortäuschen, welche sie in Wirklichkeit natürlich nicht besitzen. Liest man die „Bücher" dieser falschen Autoren durch, werden dort bestenfalls nutzlose Hinweise gegeben – ich habe aber auch schon „gute" Ratschläge gesehen, welche dem Leser das Leben kosten können… Das Problem ist hierbei, dass die Leser den scheinbaren Experten vertrauen und als Laien ja auch gar nicht merken, was in solchen „Büchern" vom Stapel gelassen wird. Hinzu kommt, dass viele der „Autoren" „Mehrfachidentitäten" besitzen, d. h. sie benutzen mehrere Pseudonyme, unter denen sie oftmals den gleichen Content veröffentlichen.

Der Anteil an höchst unprofessionellen, inhaltlich falschen, gefährlichen und wertlosen „Büchern" – die „Bücher" umfassen hierbei oft nur 10-60 Seiten – steigt exponentiell an, so dass sich der Leser erstmal den Weg durch all diese „Werke" bahnen muss.

Aus diesem Grund habe ich – um eine Schneise in den kaum zu durchdringenden Dschungel von qualitativ minderwertiger Laiensachliteratur zu schlagen - das Qualitätslogo im Zeichen des Mörsers entwerfen und schützen lassen, welches dem Leser geprüfte Qualität verspricht.

Qualität im Zeichen des Mörsers

Der Mörser gilt seit dem späten Mittelalter als das bekannteste mit der Apotheke verbundene Symbol und als das Apothekenwahrzeichen schlechthin. Bei Büchern im Zeichen des Mörsers können Sie darauf vertrauen, dass die Autorin als promovierte Apothekerin sowohl die entsprechende Fachkompetenz als auch die notwendige Praxiserfahrung besitzt. Alle Bücher entsprechen dem aktuellen Wissensstand der Medizin und Pharmazie.

Als Apothekerin der Praxis mit dem entsprechenden fachlichen Wissen ist es das Anliegen der Autorin, dem Leser komplizierte medizinische und pharmazeutische Sachverhalte verständlich nahe zu bringen.

Als unabhängige Autorin und Apothekerin fühlt sich die Verfasserin nur der Gesundheit und dem Wohl der Menschen verpflichtet.

Leseprobe: Aromatherapie

„Es gibt Düfte, frisch wie Kinderwangen
Süß wie Oboen, grün wie junges Laub
Verderbte Düfte, üppige, voll Prangen,
Wie Weihrauch, Ambra, die zu uns im Staub
Den Atemzug des Unbegrenzten bringen
Und unserer Seele höchste Wonnen singen.“

Charles Baudelaire (1821-1867, französischer Dichter)

Prolog

Liebe Leserin, lieber Leser,

Die heilende Kraft ätherischer Öle ist wohl eine der angenehmsten Möglichkeiten, viel für die seelische und körperliche Gesundheit zu tun. Denn die wohltuenden Düfte ätherischer Öle können unsere Stimmung beeinflussen und sich positiv auf Seele und Körper auswirken. Diese Tatsache macht sich die Aromatherapie zunutze, bei der ätherische Öle eingesetzt werden, um bestimmte Wirkungen zu erzielen.

Ätherische Öle tragen zum seelischen und körperlichen Wohlbefinden bei und können die unterschiedlichsten Beschwerden auf sanfte und natürliche Weise lindern. Die heilende Energie und gebündelte Lebenskraft der natürlichen Stoffe sorgt für Harmonie, Ausgeglichenheit und dauerhafte Gesundheit.

Ich möchte Sie dazu einladen, mich auf die Reise in die spannende Welt der ätherischen Öle zu begleiten.

Die Autorin berät und informiert als promovierte Apothekerin seit zwei Jahrzehnten zahlreiche Kunden. Als unabhängige Autorin und Apothekerin fühlt sich die Verfasserin dieses Buchs nur der Gesundheit und dem Wohl der Menschen verpflichtet.

Ihre Apothekerin Dr. Angela Fetzner

Ätherische Öle - Duftende Lebenskraft

Ätherische Öle enthalten die heilende Lebenskraft und – so sagt man - die duftende Seele der Pflanze.

Das Wort ätherisch leitet sich vom altgriechischen Wort *aither* ab. Aither ist entsprechend der griechischen Philosophie der Urstoff, aus dem die Materie entsteht. Gleichzeitig bedeutet *aither „von der Eigenschaft des Ethers"* - was darauf hindeutet, dass es sich um etwas Flüchtiges, nicht Fassbares, handelt.

Weiter ist das Wort aither die Versinnbildlichung des Himmels oder auch der Himmelsduft – weshalb man von ätherischen Ölen auch von der duftenden Seele einer Pflanze spricht.

Was genau sind ätherische Öle?

Ätherische Öle werden von zahlreichen Pflanzen in speziellen Öldrüsen gebildet, die sich in sämtlichen Teilen der Pflanze befinden können: In den Blüten, den Blättern, der Fruchtschale, der Rinde, der Wurzel, in den Samen und im Harz. Ätherische Öle besitzen einen starken, ausgeprägten Geruch, der für die Herkunftspflanze charakteristisch ist. Ätherische Öle sind leicht flüchtige Stoffgemische, die im Gegensatz zu fetten Ölen schnell und ohne Rückstand verdampfen (bis auf etwaige Farbstoffe oder Harze).

Meist handelt es sich um klare Flüssigkeiten, einige Öle wie Orangenöl oder Zitronengrasöl sind jedoch auch farbig. Ätherische Öle sind leicht löslich in organischen Lösungsmitteln (Alkohole, Ether, Ketone, Alkane), sowie in Fett, sie enthalten allerdings selbst kein Fett. In Wasser sind sie schwer löslich - da sie meist leichter sind als Wasser, schwimmen sie auf diesem.

Ätherische Öle bestehen aus einem komplexen Gemisch von Terpenen, Sesquiterpenen sowie aromatischen Verbindungen – das charakteristische Gemisch von vielen Stoffen wirkt synergistisch und macht die charakteristische Wirkung des jeweiligen ätherischen Öls aus.

Wie werden ätherische Öle gewonnen?

Um ätherische Öle nutzen zu können, ist es notwendig, nicht wirksame Pflanzenbestandteile wie Pflanzenfasern, Wasser und Eiweiß zu entfernen. Für die Gewinnung ätherischer Öle stehen verschiedene Möglichkeiten zur Verfügung.

Wasserdampfdestillation

Das gängigste Verfahren zur Gewinnung ätherischer Öle ist die Wasserdampfdestillation. Je nach Entwicklungsstand des produzierenden Landes kann die Destillation hierbei in tönernen Gefäßen erfolgen oder aber mittels mordernster Apparaturen in fortschrittlichen Laboratorien.

Die ursprüngliche Form der Gewinnung von ätherischen Ölen, das Destillieren in Erdkesseln mit direkter Befeuerung, ist auch heute noch in vielen Ländern der Erde verbreitet.

Rinden, Hölzer und Wurzeln müssen vor der Destillation zerkleinert werden, um die Ölzellen aus dem Pflanzenmaterial freizulegen. Weiche Blätter und Blüten bedürfen dagegen kaum einer Vorbereitung. Die Pflanzenteile werden alsdann in ein geschlossenes Gefäß gefüllt, durch das Wasserdampf geleitet wird. Das ätherische Öl löst sich nicht in Wasser, wird jedoch vom Wasserdampf mitgerissen.

Das Abkühlen des Gemischs aus Dampf und ätherischem Öl erfolgt mittels des sogenannten Liebig-Kühlers, eines Laborkühlers, der Dämpfe zum Kondensieren bringt. Durch die Abkühlung trennen sich die beiden Phasen – das ätherische Öl und die Wasserphase – voneinander. Das ätherische Öl ist in der Regel leichter als Wasser und kann problemlos abgehoben werden. Ausnahmen hiervon stellen bspw. Zimt- und Nelkenöl dar – diese ätherischen Öle sind schwerer als Wasser und sinken deshalb zu Boden.

Bei der Wasserdampfdestillation werden Mengen an ätherischen Ölen gewonnen, die auf Gehalte des Öls von ca. 1 bis 8 % im Ausgangsmaterial schließen lassen. Vorteil der Wasserdampfdestillation ist, dass diese auch bei Pflanzen, die nur sehr geringe Mengen ätherischer Öle enthalten, angewendet werden kann, da die Ausbeute entsprechend hoch ist. Die Güte des gewonnenen ätherischen Öls hängt allerdings stark von der Sorgfalt bei der Destillation sowie der Konstruktion der Apparatur ab. Öle einiger Pflanzenarten, wie Jasmin, Tuberose oder Mimose, können jedoch nicht durch Wasserdampfdestillation gewonnen werden.

Kaltpressung

Die Expression, also die mechanische Kaltpressung, wird ausschließlich zur Gewinnung hitzeempfindlicher Zitrusöle (Orange, Zitrone, Grapefruit) angewandt.

Bei diesem schonenden Verfahren werden zunächst die Schalen in großen Trommeln von der Frucht separiert. Die Zugabe von Wasser bewirkt, dass das ätherische Öl sowie auch andere Teile von der Schale abgewaschen werden. Durch anschließende Zentrifugation wird das ätherische Öl vom restlichen Gemisch getrennt. Farbstoffe und auf der Fruchtschale befindliche Wachse verbleiben im ätherischen Öl, was jedoch keine Qualitätsminderung bedeutet.

Da Insektizide (Insektenvernichtungsmittel) und Herbizide (Unkrautvernichtungsmittel) fettlöslich sind, können diese je nach Art der Behandlung in das ätherische Öl gelangen.

Aus diesem Grund – da die Fruchtschale auch besonders mit Insektiziden und Herbiziden belastet ist – empfiehlt es sich, nur Zitrusöle zu kaufen, die aus kontrolliert biologischem Anbau stammen. Da bei Zitrusfrüchten die Schalen weder durch Hitze noch durch Druck behandelt werden, entspricht das gewonnene ätherische Öl in der Zusammensetzung dem ursprünglich in der Pflanze enthaltenen Öl.

Extraktion mittels Lösungsmitteln

Bei einigen Pflanzen, z. B. bei Jasmin, Hyazinthe, Mimose, Magnolie, Narzisse, Rose, Tuberose oder Veilchen, ist eine Wasserdampfdestillation nicht durchführbar, weil die Menge des erzeugten Öls zu gering wäre oder weil das ätherische Öl hitzeempfindlich ist – in diesem Fall würde das ätherische Öl zerstört oder seine Struktur verändert werden. Als Folge ginge der natürliche Duft der Pflanze verloren und v. a. wäre das so gewonnene ätherische Öl wirkungslos. Hier bietet sich die Extraktion an, das Herauslösen des ätherischen Öls mit Hilfe eines nicht-polaren Lösungsmittels (Ethanol, Hexan, Toluol, Petrolether usw.). Zur Durchführung der Extraktion werden tankähnliche Behälter mit Blütenmaterial befüllt. Das Lösungsmittel wird zu den Blüten eingeleitet, währenddessen die Blüten rotiert werden.

Auf diese Weise kann sich das ätherische Öl aus den Blüten lösen, neben dem ätherischen Öl werden jedoch auch Wachse und Farbstoffe aus der Blüte gelöst. Nach anschließender Verdampfung des Lösungsmittels bleibt das sogenannte Concrète zurück – eine farbige Paste, die neben ätherischem Öl auch Wachse und Farbstoffe enthält.

Das Concrète wird mit Alkohol auf 50 °C erwärmt - die Wachse sind in Alkohol nicht löslich – anschließend wird abgekühlt, wobei sich die Wachse abscheiden. Der Alkohol wird in mehreren Destillationsprozessen (unter Vakuum) verdampft, Endprodukt ist das erwünschte und begehrte Absolues. Als Lösungsmittel für die Extraktion ist vorzugsweise Alkohol (Ethanol) zu verwenden, weil Ethanol biologisch vollkommen unbedenklich ist. Mittels Alkoholextraktion gewonnene Absolues sind teurer, – das Extraktionsmittel Ethanol ist wesentlich teurer als bspw. Hexan – diese können jedoch auch zum innerlichen Gebrauch verwendet werden (die innerliche Einnahme ätherischer Öle sollte jedoch nur auf Rat eines erfahrenen Aromatherapeuten erfolgen). Etwaige Rückstände von Hexan sind dagegen gesundheitlich bedenklich, weshalb seriöse Firmen auch auf strenge Rückstandskontrollen achten.

In jüngster Zeit werden ätherische Öle auch mittels überkritischen Kohlendioxids als Lösungsmittel aus der Pflanze extrahiert. Dieses moderne Verfahren liefert ätherische Öle der allerbesten Qualität.

Hierzu setzt man das Pflanzenmaterial mit Kohlendioxid in einem geschlossenen System unter Druck, das unter Druck flüssige Kohlendioxid löst schon bei sehr niedriger Temperatur (bei maximal 40 ° C) das ätherische Öl aus dem Pflanzenmaterial heraus. Nach Reduzierung des Drucks verflüchtigt sich das nun gasförmige Kohlendioxid rückstandslos, während nur das ätherische Öl im System verbleibt. Die Extraktion mit Kohlendioxid erfolgt im Gegensatz zur Wasserdampfdestillation bei niedrigen Temperaturen – das schonende Verfahren gewährleistet also, dass das ätherische Öl in seiner ursprünglichen Form erhalten bleibt. Weiter wird das Kohlendioxid nach der Extraktion des ätherischen Öls rückstandslos entfernt – während die Extraktion insbesondere mit toxischen organischen Lösungsmitteln durch nicht vollständig verdampfte Rückstände nicht unbedenklich ist.

Resinoide sind Extrakte aus Harzen (den Resinen), die reich an ätherischen Ölen sind. Sie werden durch Extraktion mit Lösungsmitteln (z. B. Hexan) und anschließendes Abdampfen des Lösungsmittels gewonnen. Resinoide sind dickflüssige, halbfeste oder feste Substanzen mit kräftigem Geruch. Sie besitzen eine bessere Löslichkeit als die entsprechenden Harze. Die Resinoidherstellung wird meist bei Benzharzen (Benzoe, Guajak, Perubalsam) und bei Gummiharzen (z. B. Myrrhe) angewandt.

Enfleurage

Bei der Enfleurage werden Blüten v. a. von Jasmin oder Tuberose immer wieder auf dünn mit Fett (meistens Schweineschmalz) bestrichene Glasplatten gelegt und danach etwa 12 Stunden kühl und dunkel gelagert. Diese Prozedur wird etliche Male wiederholt, dabei lösen sich die fettlöslichen Duftstoffe aus den Blüten und sättigen das Fett nach und nach. Bei einem abgewandelten Verfahren werden Glasplatten auf der Unterseite mit Fett bestrichen und auf die Blüten gelegt.

Die Enfleurage ist ein sehr schonendes Verfahren zur Gewinnung ätherischer Öle, zudem werden auf diese Weise qualitativ sehr hochwertige ätherische Öle gewonnen. Ein per Enfleurage gewonnenes Jasminöl besitzt bspw. einen weitaus feineren Geruch als ein durch Lösungsmittelextraktion gewonnenes Jasminöl.

Da die Enfleurage jedoch durch sehr aufwendige Herstellungsprozesse sehr kostenintensiv und daher kaum wettbewerbsfähig ist, wird sie kaum noch angewandt. Eine makabre Ausführung der Enfleurage mag dem einen oder anderen aus **Patrick Süskinds** Roman **„Das Parfum"** bekannt sein. In dem Roman fabriziert der Protagonist Grenouille sein „Überparfüm" durch die Enfleurage von 25 Jungfrauen, die er zuvor erdrosselt hat - deren Duft der Jugend und Schönheit vermag er alsdann in einer eigenen Parfümkreation zu konservieren.

Hinweis

Bezüglich der im Folgenden gemachten Ausführungen darf der Leser darauf vertrauen, dass die Autorin große Sorgfalt darauf verwendet hat, dass die Angaben in diesem Buch dem neuesten Stand der Wissenschaft entsprechen.

Nichtsdestotrotz kann die Autorin für die gemachten Angaben keinerlei Verantwortung und Gewähr übernehmen. Die Durchführung der in diesem Buch beschriebenen Anwendungen erfolgt auf eigene Gefahr und auf eigene Verantwortung des Benutzers. Die Autorin übernimmt keine Haftung für Personen-, Sach- und Vermögensschäden aufgrund der Durchführung der hier erwähnten Anwendungen. Auch betreffend der in diesem Buch angegebenen Dosierungen und Mengenangaben darf der Leser darauf vertrauen, dass die Autorin große Sorgfalt darauf verwendet hat, dass diese Angaben dem neuesten Stand der Wissenschaft entsprechen.

Nichtsdestotrotz kann die Autorin für Angaben zu Dosierungsanweisungen keine Gewähr übernehmen. Jede Dosierung erfolgt auf eigene Gefahr des Benutzers. Auch betreffend die genannten Arzneimittel darf der Leser darauf vertrauen, dass die Autorin große Sorgfalt darauf verwendet hat und die diesbezüglichen Angaben dem neuesten Stand der Wissenschaft entsprechen.

Die Autorin hat im Übrigen keine Beziehung zu den Herstellern der genannten Arzneimittel und erzielt keinerlei finanziellen Vorteil aufgrund der Erwähnung bestimmter Arzneimittel.

Die innerliche Anwendung reiner ätherischer Öle ist ohne Verordnung durch einen erfahrenen Aromatherapeuten abzulehnen – ätherische Öle sollten also niemals auf eigene Faust innerlich eingenommen werden. Wer trotzdem ätherische Öle innerlich anwendet, tut dies auf eigene Gefahr. Die Autorin übernimmt keinerlei Haftung.

Ich hoffe, Ihnen mit diesem notwendigen Gefahrenhinweis nicht den Spaß und die Freude an diesem Buch verdorben zu haben. Aber noch immer – oder auch gerade noch immer - gilt **Paracelsus'** berühmter Spruch: *„Alle Dinge sind Gift, und nichts ist ohne Gift; allein die Dosis macht, dass ein Ding ein Gift ist."*

In welchen Pflanzenteilen sind ätherische Öle vorhanden?

Ätherische Öle können in allen Pflanzenteilen vorhanden sein. Manche Pflanzen besitzen auch in verschiedenen Pflanzenteilen ätherische Öle, die sich in ihrer chemischen Zusammensetzung stark unterscheiden können, z. B. Zimtrinden- und Zimtblätteröl. Anhand der folgenden Übersicht können Sie erkennen, aus welchen Pflanzenteilen die jeweiligen ätherischen Öle gewonnen werden.

Blüten: Basilikum, Kamille, Jasmin, Lavendel, Magnolie, Neroli, Orangenblüten, Rose, Schafgarbe, Ylang-Ylang

Blätter: Cajeput, Cistrose, Citronella, Eukalyptus, Geranie, Lemongras, Lorbeer, Melisse, Minze, Myrte, Pfefferminze, Rhododendron, Rosmarin, Salbei, Zimt

Fruchtschale: Bergamotte, Grapefruit, Limette, Mandarine, Orange, Zitrone

Holz: Kampfer, Sandelholz, Zedernholz, Zypresse

Wurzel: Angelika, Baldrian, Ingwer, Iris, Narde, Vetiver

Rinde: Zimt

Nadeln: Fichte, Lärche, Latschenkiefer, Tanne

Harz: Benzoe, Galbanum, Myrrhe, Stryrax, Tolubalsam, Weihrauch

Welchen Zweck erfüllen ätherische Öle in Pflanzen?

Jede Pflanze hat einen unverwechselbaren, charakteristischen Duft. Pflanzendüfte bestimmen im Wesentlichen die Pflanzenpersönlichkeit, sie sind unverwechselbares Charakteristikum und Merkmal der jeweiligen Pflanze. Von daher werden ätherische Öle auch häufig als die Seele der Pflanze bezeichnet.

Aber welchen Nutzen haben ätherische Öle überhaupt für Pflanzen? Man kann wohl kaum annehmen, dass ätherische Öle lediglich in Pflanzen gebildet werden, um uns Menschen zu erfreuen und unserer Gesundheit zu dienen.

Im Folgenden ist daher aufgelistet, welche Vorteile die Produktion von ätherischen Ölen den jeweiligen Pflanzen bietet.

- Abwehr von Insekten.
- Anlocken von Insekten, die der Bestäubung dienen sollen.
- Anlocken von Insekten, die Pflanzenschädlinge vertilgen sollen (z. B. verzehren Wespen Blattläuse auf bestimmten Pflanzen).
- Zur Kommunikation mit anderen Pflanzen, um diese bspw. vor Fraßfeinden zu warnen.
- Abwehr von anderen Pflanzen – durch diese Möglichkeit sichert sich die Pflanze ihren Lebensraum und zur Verfügung stehende Ressourcen wie Wasser und Nährstoffe.
- Zum Anlocken von Insekten, um diese zu verspeisen (fleischfressende Pflanzen).
- Keimtötende Wirkung bestimmter ätherischer Öle, auf diese Weise werden Krankheiten verursachende Mikroorganismen abgetötet.
- In heißen und trockenen Gegenden legen manche Pflanzen einen Schutzfilm aus ätherischen Ölen auf ihre Blätter und Nadeln, um diese vor Wasserverdunstung und vor UV-Strahlung zu schützen.

Worauf muss ich beim Kauf von ätherischen Ölen achten?

Ätherische Öle sind in den unterschiedlichsten Qualitäten im Handel erhältlich. Man unterscheidet generell zwischen 100 % naturreinen ätherischen Ölen, natürlichen ätherischen Ölen, naturidentischen Ölen und künstlichen Ölen. Ein hochwertiges ätherisches Öl zu erkennen, ist für den Laien nicht einfach, da die Bezeichnung ätherisches Öl nicht geschützt ist. Selbst rein synthetisch hergestellte Öle dürfen die Bezeichnung ätherisches Öl tragen. Die folgende Übersicht soll Ihnen deshalb dazu dienen, beim Kauf von ätherischen Ölen deren Qualität einschätzen zu können.

100 % naturreine ätherische Öle (naturbelassene ätherische Öle)

Naturreine ätherische Öle werden ausschließlich aus den angegebenen Stammpflanzen gewonnen. Bei der Anbauweise der Pflanze unterscheidet man konventionellen Anbau, kontrolliert-biologischen Anbau (kbA), biologischen Anbau (BIO) oder Wildsammlung. Auf dem Etikett sollte auch angegeben sein, ob das Produkt auf etwaige Rückstände kontrolliert wurde.

Angabe des Namens: Der deutsche und der botanische (lateinische) Name sollte auf dem Etikett angegeben sein, um Verwechslungen mit anderen Pflanzen zu vermeiden oder um Verschnitt zu erkennen. Weiter sollte das Herkunftsland angegeben sein, in welchem die Pflanze angebaut wurde.

Auch der Pflanzenteil, der zur Gewinnung des ätherischen Öls verwendet wurde (Blüte, Blatt, Wurzel usw.) sollte angegeben sein. Ferner sollte die Art der Herstellung vermerkt sein: Wasserdampfdestillation (WDD), Extraktion, Auspressen der Schalen, Enfleurage etc. Bei der Extraktion sollte das Extraktionsmittel angegeben sein. Auch die Chargenbezeichnung, das Mindesthaltbarkeitsdatum und die Anschrift der Vertriebsfirma sollten angegeben sein.

Natürliche ätherische Öle (rein oder 100 % pflanzlich)

Natürliche ätherische Öle bestehen aus mehreren naturreinen Ölen, werden also nicht nur aus der einzelnen namensgebenden Stammpflanze gewonnen. So kann bspw. ein teures ätherisches Öl (z. B. Rosenöl) mit einem billigeren naturreinen Öl gemischt sein. Natürliche Öle dürfen jedoch keine synthetischen Zusätze enthalten.

Naturidentische Öle (Duftöle)

Bei naturidentischen Ölen werden die einzelnen Bestandteile künstlich hergestellt und miteinander gemischt. In ihrer chemischen Struktur entsprechen naturidentische Öle den natürlichen Vorbildern. Allerdings muss man davon ausgehen, dass naturidentische Öle keine medizinische Wirkung zeigen oder sich sogar schädlich auf Körper, Geist und Seele auswirken können.

Ende der Leseprobe

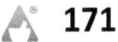

171

Qualität & Kompetenz
im Zeichen des Mörsers
von Ihrer Apothekerin

Dr. Angela Fetzner